向購買這本書的人說聲謝謝

也向全國辛苦的醫護同仁致意

希望本書能讓大家對於睡眠及助眠藥物有更多認識

並學習如何改善失眠

感謝指導過我的師長

也感謝我親愛的家人和好友們

謝謝大家一路來的支持與鼓勵

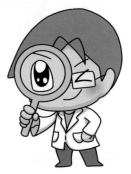

目 錄

序

作者序 – 林子堯

　　失眠是很多人的困擾，輕則影響情緒、注意力、記憶力或做事效率，重則會為身心健康帶來負面影響，甚至可能會因此生病。因失眠而服用安眠藥的人也相當多，有鑑於許多民眾對於助眠藥物仍一知半解，我決定花費時間撰寫這本書，希望能夠讓大家了解失眠和助眠藥物的相關知識。

　　我本身是精神專科醫師，過去有幸能在桃園療養院、台大醫院、中國醫藥大學附設醫院、草屯療養院、聖保祿醫院、靜和醫院和迎旭診所等處向師長們學習睡眠醫學知識，加上這幾年自己在雷亞診所行醫期間醫治了許多失眠民眾，我決定結合醫學知識以及臨床經驗撰寫這本書，希望能讓民眾對失眠和助眠藥物有更多了解。

　　本書若有可取之處，要感謝各位師長及親友的鼓勵與指導。內容如有缺失，則是我個人才疏學淺所致，醫學知識日新月異，「活到老，學到老。」我也持續學習新知，與大家共勉之。

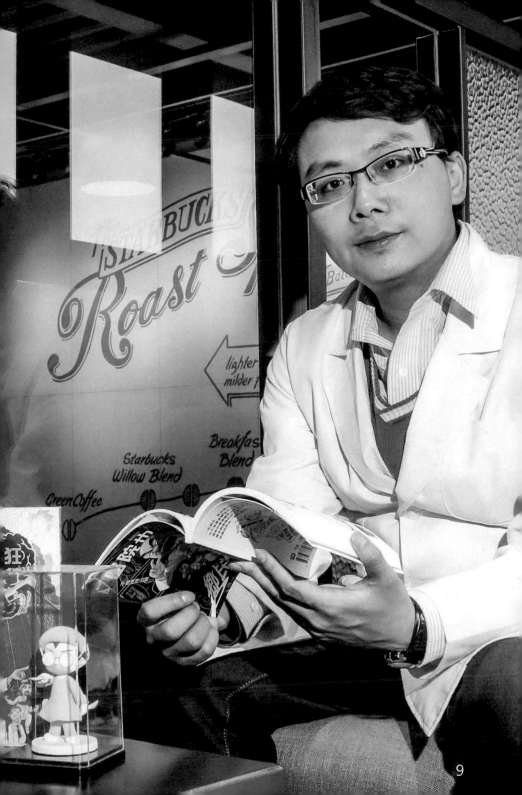

推薦序 - 黃榮村

　　隨著科技發展與社會變遷，人們生活壓力與日俱增，不少人因為工作或課業焚膏繼晷，以至於睡眠品質變差甚至失眠。近年來全世界的失眠人數逐年攀升，因此睡眠醫學的衛教也越來越重要，很高興能看到林子堯醫師這本醫學衛教書籍問世。

　　林醫師是本校中國醫藥大學醫學系的畢業生，同時也是該屆醫學系的模範生與書卷獎，其於行醫之餘依舊筆耕不輟，撰寫了這本書，書中對於睡眠、藥物及相關醫學知識作了專業說明，內容深入淺出，方便讀者吸收學習。

　　我經常會想到以前當學生與教授時，常與一些有志於精神醫學發展的朋友一齊討論研究，他們都是聰明又有愛心的醫師或教授，時至今日還在發揮影響力。現在又看到有年輕一代的醫師積極投入，心情愉快，故樂為之序。

考試院院長
前教育部部長
前中國醫藥大學校長
中國醫藥大學生醫所講座教授

黃榮村

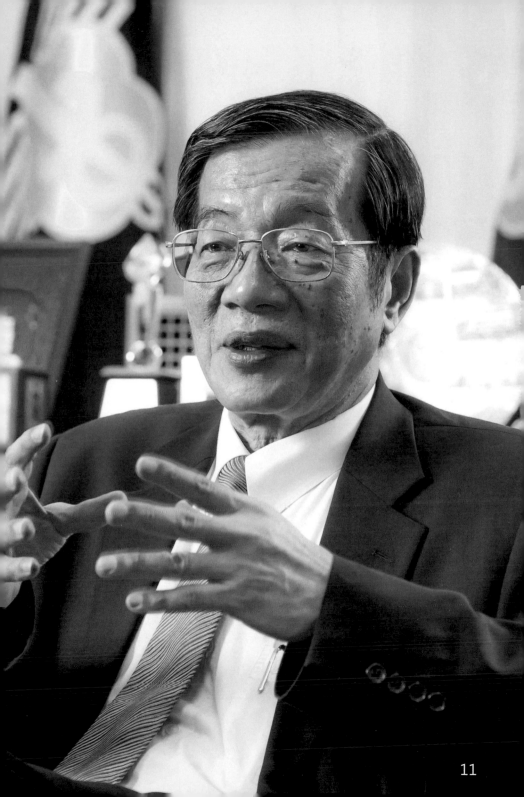

推薦序 – 陳快樂

　　失眠是非常常見的健康問題，輕則影響生活品質，重則戕害個人身心健康。很高興能看到林子堯醫師花費心力為民眾寫了這本書。林子堯醫師是精神專科醫師，他結合了專業醫學知識與多年行醫經驗，轉化成淺顯易懂的文字衛教，讓大家認識安眠藥的各種面向。民眾如果想了解失眠和安眠藥，這是本很好的書籍，推薦給大家。

　　我是子堯擔任桃園療養院住院醫師期間的院長，子堯在訓練期間，臨床表現與品行大家皆相當讚賞。子堯成為主治醫師後，回到家鄉成立雷亞診所服務鄉親。他不僅是一位好醫師，同時也是一位優秀的漫畫家，他出版的醫學四格漫畫《醫院也瘋狂》1-12集，寓教於樂，讓他獲得文化部漫畫最高榮譽「金漫獎」。後來更因為其多年來熱心公益，無私幫助了許多青年學子，讓他榮獲台灣「十大傑出青年」，可說是才華洋溢的善心青年，值得推薦。

精神健康基金會桃園分會會長
前衛生福利部心口司司長
前桃園療養院院長

陳快樂

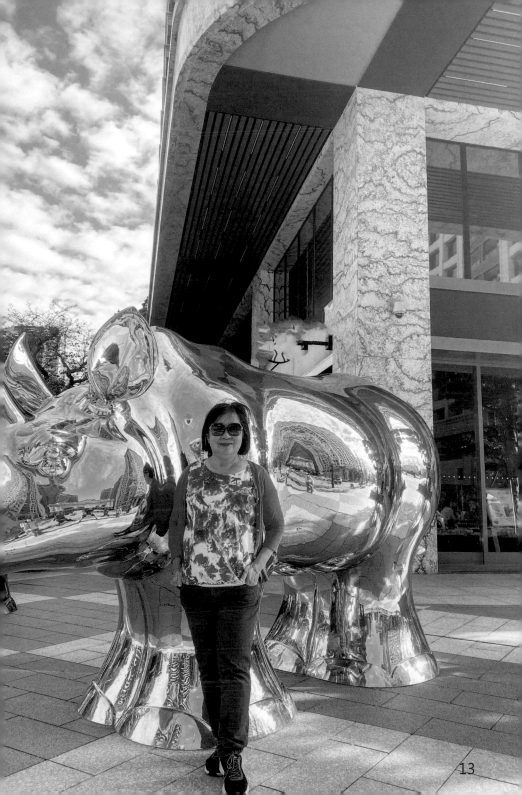

推薦序 – 林子堯

　　我行醫數十年，奉獻人生在醫學和照顧病人上，回首過往，自己也看了許多人世間的酸甜苦辣與悲歡離合，我認為在這世界上能遇見同名同姓的人本是有緣，而如果又剛好同職業，那真的是「緣上加緣」。

　　2011年時，有新聞記者發現台灣有三位「同名同姓同職業」的林子堯醫師，三位有各自特色與專長，相當有趣，於是當時記者來採訪我後，刊登了一篇新聞「1南2北3醫師都叫林子堯」，我也因此認識了在桃園跟我同名同姓的林子堯醫師，他才華洋溢，創作出版了非常多本書，他的筆名叫做「雷亞」。為了避免大家混淆，後面我就用雷亞來稱呼他。

　　雷亞很熱情，認識我這老前輩後，他每年都會寄一本他最新創作的漫畫《醫院也瘋狂》給我，我常看了莞爾一笑，如今漫畫也出版到第12集，相當厲害。

　　雷亞有感於台灣失眠患者很多，很多人都在吃安眠藥，但卻不知道安眠藥的知識，因此他想要結合自己身心專科醫師的知識，出版一本助眠藥物的衛教書籍，並邀請我幫忙寫推薦序。我覺得這是本很重要的衛教書籍，可以避免安眠藥被濫用，也能協助失眠患者有更多的治療選擇，對社會有很大助益。

　　最後，我誠摯地祝福雷亞，希望他能繼續發揮所長，一邊行醫救助病人，一邊創作文章和漫畫衛教民眾，一加一大於二，繼續造福社會。

高雄醫學大學醫學系教授
高雄醫學大學醫學院臨床醫學研究所醫學碩士
高雄醫學大學附設醫院肝膽胰內科主治醫師

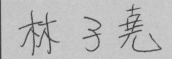

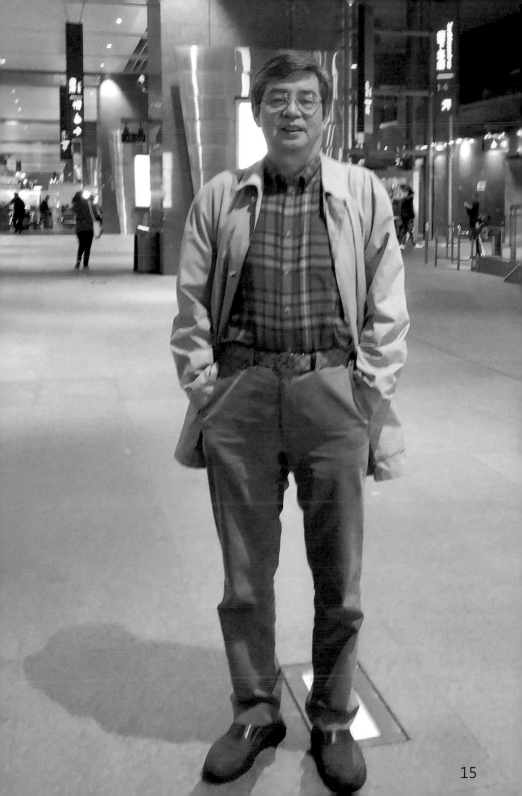

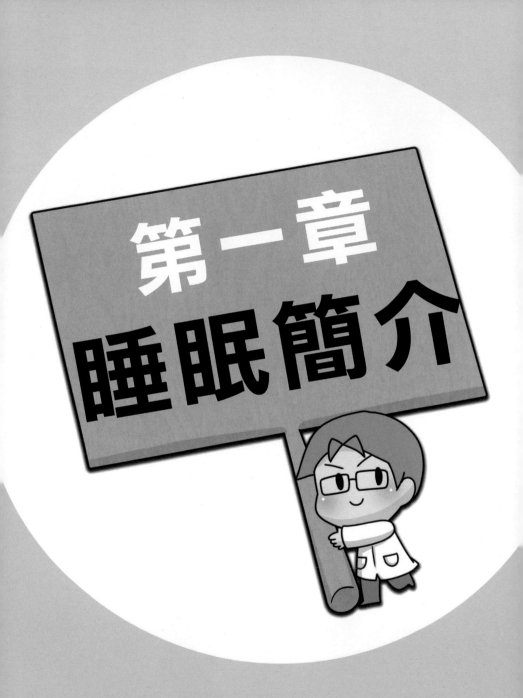

第一章
睡眠簡介

俗語說：「休息是為了走更長遠的路。」

　　睡眠是人類基本的生理需求，在一天的作息中，我們有將近 1/3 的時間在睡眠。過去人們對於睡眠不甚重視，常為了某種目的而焚膏繼晷。熬夜雖然可以換取短暫額外效率，但長期下來會打亂了生理時鐘，導致生活作息紊亂，進而影響到身心健康，其實是得不償失。

　　在學習失眠的知識之前，我們必須先瞭解什麼是正常的睡眠。本章節主要讓大家了解睡眠的醫學知識。

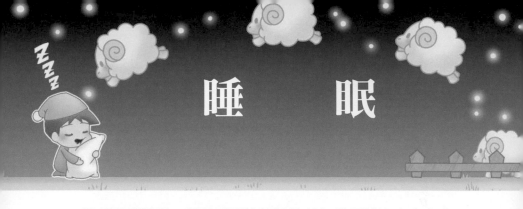

睡　　　眠

　　隨著醫學發展，對於睡眠這塊神祕的知識領域也有愈來愈多的認識。好的睡眠不但可以恢復體力，對於情緒、內分泌、記憶、學習與減重都有相當程度的影響力。

　　很多民眾誤以為睡覺時候的大腦是「罷工」狀態，其實當我們闔眼墜入夢鄉睡著的同時，大腦不但沒有罷工休息，反而持續忙碌，開始了一連串的睡眠週期（Sleep cycle）。

　　而所謂的失眠，就是在各階段的睡眠週期出現不同問題，各自會有不同的表現和問題。

　　有的人是熬夜習慣了，生理時鐘失調，導致沒有睡意；或是身心「忘了」怎樣才能正常入睡，在床上翻來覆去好幾個鐘頭，眼睛直盯著天花板仍難以入眠。

　　有的人雖然可以入睡，但卻是相當淺眠，睡到一半很容易驚醒或是睡眠中斷好幾次，有時候中間要花好久的時間才能再回去「見周公」。

　　有的人雖然入眠和維持睡眠長度沒問題，但是睡眠品質很

差，醒來後不但沒有覺得神清氣爽，反而有燃燒殆盡的疲累感。

　　偶爾失眠一、兩天還無大礙，但長期失眠會造成整天昏昏沉沉、提不起勁、無法專心與記憶力減退等症狀，對日常生活影響甚鉅。

　　因此要學習睡眠，我們就要先來了解什麼是睡眠週期。

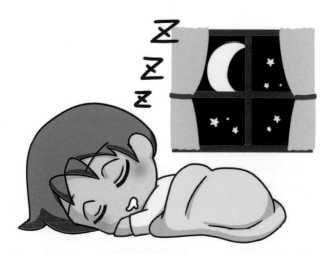

一天中，我們有將近 1/3 的時間在睡覺。

睡眠週期

　　睡眠週期屬於生理時鐘的一部分，受到體內許多系統的調控，包括了大腦的網狀活化系統（RAS）、內分泌系統及自律神經系統等。而內分泌系統中，褪黑激素（Melatonin）扮演了相當重要的角色。

　　【補充】：網狀活化系統（Reticular activating system，簡稱 RAS）位於大腦腦幹，功用是調節人的警覺和興奮程度。

　　睡眠週期可分為兩階段：

1. **非快速動眼期（Non-rapid eye movement，簡稱 NREM）**：佔所有睡眠時間的 75%，又可再細分為第 1-4 期。

2. **快速動眼期（Rapid eye movement; 簡稱 REM）**：約佔所有睡眠的 25%，此階段就是「作夢」的時期。

　　一個睡眠週期約 90-120 分鐘，而每晚睡眠約會進行 4-5 個睡眠週期，因此一般人睡眠總時間約 6-8 個小時。我們可以粗略把睡眠週期想成一個循環概念圖，如右圖所示：

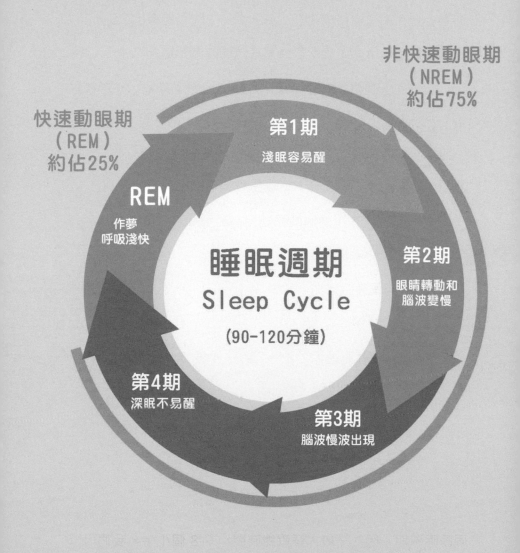

非快速動眼期
（NREM）
約佔75%

快速動眼期
（REM）
約佔25%

第1期
淺眠容易醒

REM
作夢
呼吸淺快

睡眠週期
Sleep Cycle
（90-120分鐘）

第2期
眼睛轉動和
腦波變慢

第4期
深眠不易醒

第3期
腦波慢波出現

剛入睡時，第 1 期開始進入睡眠，然後隨著睡眠越來越深，漸漸會進入第 2 期、第 3 期、第 4 期，之後可能會到 REM（快速動眼期），這樣可視為初步完成一個睡眠週期。

但實際上睡眠週期並不是單純繞圈圈那麼簡單，在整夜共 4-5 次的睡眠週期中，並不是都以第 1 期 → 第 2 期 → 第 3 期 → 第 4 期 → REM（快速動眼期）來構成睡眠週期。循環的概念只是方便大家了解，每次的睡眠週期都可能會有所差異。

以下用一個 8 小時的睡眠週期為範例解說，由右圖可以看到，各睡眠週期結構分別是：

- 第一個睡眠週期：入睡 → 1 → 2 → 3 → 4 → 3 → 2 → REM

- 第二個睡眠週期：2 → 3 → 4 → 3 → 2 → REM

- 第三個睡眠週期：2 → 3 → 2 → REM

- 第四個睡眠週期：2 → 3 → 2 → REM

- 第五個睡眠週期：2 → REM → 1 → 清醒

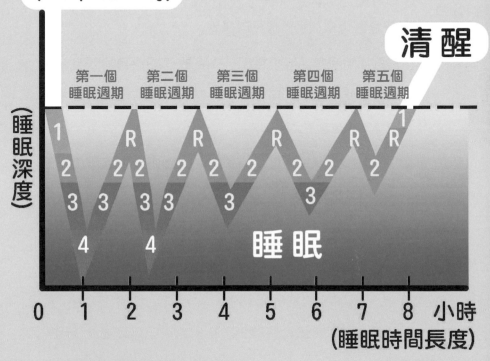

入眠期
(Sleep latency)

清醒

第一個
睡眠週期

第二個
睡眠週期

第三個
睡眠週期

第四個
睡眠週期

第五個
睡眠週期

（睡眠深度）

睡眠

0　1　2　3　4　5　6　7　8　小時

（睡眠時間長度）

1　睡眠週期第1期

2　睡眠週期第2期

3　睡眠週期第3期

4　睡眠週期第4期

R　睡眠週期REM期（快速動眼期）

因此睡眠週期不是同一個模式反覆出現，而是每次循環都會有所差異。甚至同一個人每天的睡眠週期也可能會有所差異。

關於睡眠週期，我們還可以學到：

- 第 4 期深睡期（橘色部分）多在睡眠週期的前半部，也因此夢遊多出現在整個睡眠週期的前 1/3 時間（夢遊多半出現在深睡期）。

- 睡眠週期中最常出現的是第 2 期淺睡期，最少出現的是第 4 期深睡期。

另外我們也可以看出，以 8 小時睡眠為例，一個人大概會經歷 5 次的 REM（快速動眼期），意思就是會做 5 次夢。但是一般人睡醒後，大多會將夢境忘卻，或只記得最後一、兩個的夢境。

睡眠是否充足，與個人的主觀感受與體質有關。一般而言，老年人睡眠需求量較少，嬰幼兒較多。但睡眠週期如果受到外界因子的干擾，例如在 REM（快速動眼期）被強制叫醒，導致睡眠週期被打亂，將會影響到該次的睡眠品質。

人的各階段腦波

　　腦波是研究睡眠的重要武器。科學家發現，人的大腦在不同時期的腦波會有所不同，因此能藉由腦波來判斷目前可能的睡眠階段，以下跟大家簡介各種腦波：

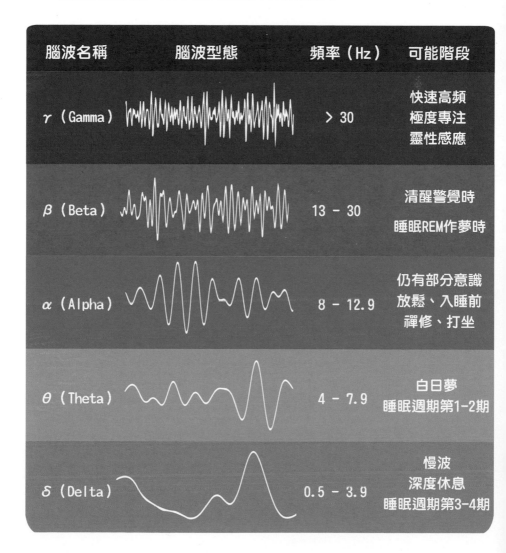

腦波名稱	腦波型態	頻率（Hz）	可能階段
γ（Gamma）		> 30	快速高頻 極度專注 靈性感應
β（Beta）		13 - 30	清醒警覺時 睡眠REM作夢時
α（Alpha）		8 - 12.9	仍有部分意識 放鬆、入睡前 禪修、打坐
θ（Theta）		4 - 7.9	白日夢 睡眠週期第1-2期
δ（Delta）		0.5 - 3.9	慢波 深度休息 睡眠週期第3-4期

非快速動眼期（NREM）（約佔睡眠 75%）

　　非 快 速 動 眼 期（Non-rapid eye movement，簡 稱
NREM）佔了整體睡眠的 75%，這時期有各自的腦波型態、
低肌肉張力和低心理活動等現象。NREM 又可再細分為一至四
期：第一期和二期為淺睡期；第三期和第四期為深睡期。深睡
期是體力與精神恢復的重要時期。

　　不過近年的睡眠醫學，部分學者認為第三期和第四期睡眠
的性質相近，兩者可以合併為第三期（N3），因此把睡眠週
期分為 N1、N2 和 N3 三期。本書內容維持原本四期的方式解
說。

第 1 期睡眠：（淺睡期，約佔整體睡眠 5%）

　　大腦活動開始減慢，自律神經機能轉緩，呼吸與脈搏漸趨
於規則，意識由清醒逐漸昏沉。

第 2 期睡眠：（睡眠加深期，約佔整體睡眠 45%）

　　視覺、聽覺、嗅覺、觸覺及味覺等感官功能逐漸關閉。記
憶功能暫停、血壓下降、脈搏減慢，以及腦波開始出現紡錘波。

第 3 期睡眠：（深睡期，約佔整體睡眠 12%）

睡眠較深的深睡期，腦波開始出現慢波。

第 4 期睡眠：（深睡期，約佔整體睡眠 13%）

睡眠更深的深睡期，睡眠的緩慢腦波比例超過 50%。心跳速度更慢、血壓更低、體溫下降與全身肌肉放鬆。夢遊多在第三期或第四期睡眠出現，並非在作夢的 REM 快速動眼期。

快速動眼期（REM）（約佔睡眠 25%）

當入睡後約 90 分鐘左右，腦波會突然回到第一期的波型，伴隨眼球快速運動，這就是快速動眼期（Rapid eye movement，簡稱 REM），也就是「作夢」的階段，約佔了整體睡眠的 25% 時間。

REM（快速動眼期）時會有肌肉放鬆與眼球快速活動等現象，此時腦波圖與淺眠期或清醒期相類似，臉及頸部肌肉張力消失、身體動作較大、呼吸及心跳較快。

目前部分研究認為，REM（快速動眼期）可以幫助複習日間的經驗和學到的新事物，讓它們在記憶中更加穩固。

也有少部分研究認為，短暫剝奪快速動眼期的睡眠，可以減少因為失眠造成的白天嗜睡感和恢復白天警覺度，但詳細的機轉仍未被證實和研究透徹。

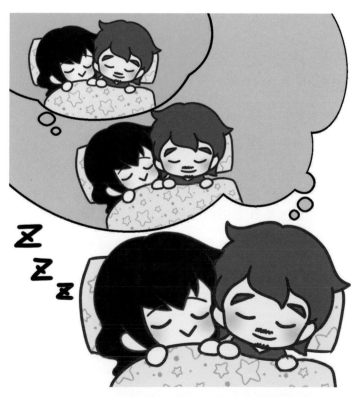

作夢是在睡眠週期中的快速動眼期（REM）。

睡眠的三種機制

有睡眠障礙的人，除了服用藥物和運動之外，還可以透過了解睡眠及自己失眠的原因，進而改善失眠狀況。

人控制睡與醒的機制主要有三個：

1. **睡眠恆定性**。

2. **生理時鐘**。

3. **清醒系統**。

有睡眠困擾的人，不一定是睡眠系統失調，也有可能是清醒系統太旺盛。要睡得好，簡單說，就是要讓睡眠與清醒的基本機能達到最佳平衡，讓清醒系統在白天運作良好，並在晚上清醒系統功能下降進入睡眠。

睡覺看似簡單，事實上相當複雜。根據目前醫學研究，睡與醒的轉換主要是受到「睡眠恆定性」、「清醒系統」和「生理時鐘」等三種生理機制的調控。

睡眠恆定性

睡眠恆定性（Sleep homeostasis）指的是人體會自動調節睡眠驅力的現象。人每天大概都需要睡一定的量，如果前一晚睡不好睡不飽，第二天就會睡比較多來代償。每人每天需要多少睡眠因人而異，就像每天飲食的飯量一樣，會有大約固定需要的量。如果睡不好累積很多「睡眠債」，之後就會出現想睡的倦怠感，這就是因為睡眠恆定性驅使人體去補眠休息的關係。

生理時鐘

生理時鐘（Biological clock）指的是人睡與醒之間，與環境彼此之間的調控機制，生理時鐘的表現也被稱為「日夜節律（Circadian rhythm）」。

生理時鐘讓我們「定時」，讓我們在固定時間想睡，在固定時間醒來。「日出上工，日落休息」就是一種生理時鐘的表現。

一般來說，人類生理時鐘的一個週期約是 24.5 小時（並非 24 小時），此外生理時鐘受到諸多因素影響，像是日光、手機藍光、褪黑激素、時差、咖啡因、年齡或熬夜等。

清醒系統

清醒系統（Wakefulness system），也有人稱為警覺系統，指的是當身體在感受到警覺、危險或緊張時，就會啟動清醒系統，來維持個體的清醒和活動力。清醒系統可以說是人體的警鈴或保全，避免個體在睡眠狀態受到攻擊或災害，因此清醒系統的影響力可以超越生理時鐘和睡眠恆定性。

比方說，如果你在睡覺中遇到火災，火焰的高溫、煙霧的刺鼻性、家人的大喊或搖晃身體，都會讓清醒系統的警鈴響起，取消睡眠系統。一般來說，如果要有一個良好的睡眠品質，清醒系統在晚上的活躍度是要大幅下降的。然而，許多民眾在我診間常抱怨「很淺眠」、「一有風吹草動或聲響就被吵醒」，其實可能就是因為個性容易緊張或沒有安全感，讓清醒系統過度持續活躍，沒有適當降低，才會造成淺眠。

三種機制彼此調節

人的清醒和睡眠，就是由上述三個機制來調控。舉個例子方便大家了解，比方說以一位學生在早上七點時應該是睡醒有精神，吃早餐準備上學。但因為他前一天打電動徹夜未眠，那根據「睡眠恆定性」的理論，他現在應該要睡覺補眠，所以他

會覺得累和感受到睡意。

　　但他的理智和家人的督促，會藉由「清醒系統」刺激腦部，讓他用意志力打起精神準備上課，甚至會嘗試喝咖啡或茶來提神。到了學校，老師和同學的互動和刺激，也會讓他的清醒系統持續活躍，勉強撐住精神避免睡著。

　　放學回家之後，由於已經沒有打起精神的必要，清醒系統的刺激慢慢減少，這時候原來「睡眠恆定性」所要償還的睡眠債持續發酵，這位學生就會突然覺得很累，便倒頭呼呼大睡。

　　如果這種狀況持續發生好幾個月，這位學生的「生理時鐘」就會慢慢調整來配合這樣不健康的作息，變成晚上很有精神、白天想睡的「夜貓族」。等到生理時鐘習慣之後，以後就算某個晚上不打電動不熬夜，想好好休息時反而會睡不好。

　　生理時鐘通常是比較長期的生理調節反應，如果民眾持續有日夜作息不正常的行為，之後生理時鐘就會開始慢慢的出現問題，甚至會開始惡性循環。

　　從上述例子可以了解到，睡覺其實跟很多複雜生理機制有關，是門深奧的學問。

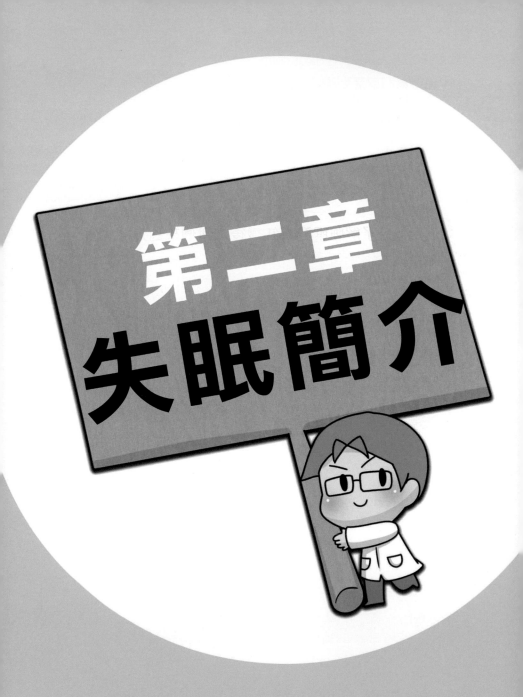

第二章
失眠簡介

了解睡眠醫學知識後，我們來到介紹失眠的章節。許多人都有失眠的經歷，有時候是因為準備考試報告、有時候是因為身體病痛、有時候是因為擔心或期待隔天的活動。

　　睡眠是人類身心重要的休息及自我修復方式，偶爾失眠還好，但若變成長期慢性化，對健康有莫大的負面影響。

　　本章節就來介紹各種失眠的醫學知識讓大家了解。

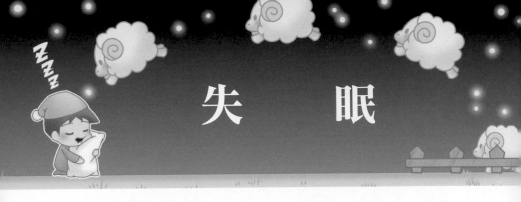

失　　眠

　　許多人都有過失眠（Insomnia）的經歷，根據 2019 年台灣睡眠醫學會的統計，全台有超過 200 萬人飽受長期慢性失眠之苦，盛行率高達 10.7%，平均每十人就有一人長期失眠。

　　失眠的正式名稱是「睡眠疾患（Sleep disorder）」。失眠是一種主觀感受，有許多不同的類型，有的人睡了十小時還覺得睡不飽，有的人一天只睡五小時卻神采奕奕，因此失眠的評估其實沒有那麼簡單，常見的失眠症狀包括了入睡困難、淺眠、多夢、早醒、頻尿和睡不飽等。失眠起初都是暫時且可以被治癒的，但倘若置之不理，等到變嚴重時，要治療就不容易了。因此學習失眠知識早期預防和改善是很重要的。

失眠常見症狀

- 入睡困難。
- 淺眠，睡眠中斷醒來。
- 過度早醒（睡眠時間過短）。
- 睡眠時間夠但仍疲倦（睡眠品質不佳）。

失眠原因分類

- 原發性失眠（Primary insomnia）：找不到原因的失眠，約佔了整體失眠人數的 10%。

- 次發性失眠（Secondary insomnia）：大多數失眠的人屬於次發性失眠，也就是有其他原因造成的失眠（比方說生病或是環境因素干擾等）。

失眠時間長短分類

- 急性失眠：失眠短於一個月。

- 慢性失眠：失眠超過一個月，且每週至少三天失眠。

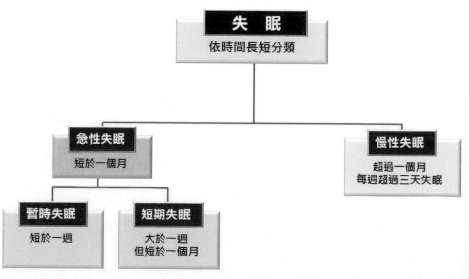

急性失眠

時間一個月以內的失眠被稱為急性失眠，急性失眠又可依時間長度再細分為「暫時失眠（Transient insomnia）」和「短期失眠（Short-term insomnia）」。

暫時失眠

失眠時間少於一週。大部分的人在經驗到壓力、刺激、興奮、焦慮、生病或者睡眠規律改變時（如時差、輪班）都會有短暫性失眠障礙。大部分這方面的失眠會隨著事件的消失而改善。主要治療原則為間歇性使用低劑量安眠鎮定藥物和改善睡眠習慣。

短期失眠

失眠時間大於一週但少於一個月。嚴重或持續性壓力，像重大身體疾病或開刀、親朋好友的過世、和嚴重的家庭、工作、或人際關係的問題等皆可能會導致短期性失眠。此種失眠與壓力有明顯的相關性。治療原則為短暫使用安眠鎮定藥物或其他可助眠之藥物，另外可配合行為治療。（如睡眠衛教、學習壓力因應處理等。）短期性失眠如未接受適當的處理，部分的人

會演變成慢性失眠 。

急性失眠的可能原因

- 壓力。

- 睡眠環境的改變。

- 急性疾病或傷害。

- 使用藥物或物質（如咖啡、茶或提神藥物）。

- 睡眠習慣的改變，如時差或輪班工作。

急性失眠的治療原則

- 盡量找出失眠主因，並改善原因。

- 盡快恢復正常睡眠和生理作息。

- 藥物盡量短期、必要時使用。

慢性失眠

　　每週失眠至少超過 3 天，且持續超過一個月。比起急性失眠，慢性失眠的成因通常更複雜，也更難治療。

慢性失眠可能的原因：

- 制約性失眠：擔心睡不著，反而造成失眠更嚴重。

- 精神科疾病：如焦慮症、憂鬱症或躁鬱症。

- 系統疾病：如心衰竭、慢性阻塞性肺病或關節炎。

- 生理時鐘異常。

- 長期藥物副作用 (如少部分支氣管擴張劑、提神藥物、交感神經興奮劑或甲狀腺素)。

- 更年期。

- 濫用毒品：如安非他命或古柯鹼。

- 睡眠呼吸中止症。

- 長期原發性慢性失眠 (找不到明確原因的失眠)。

- 不寧腿症候群 (Restless leg syndrome)。

　　【補充】：不寧腿症候群，就是當休息時，就會有一種難以控制的衝動想要移動肢體，特別是腿部。同時患者會有強烈肢體不舒服的感覺，比方說痠麻或刺痛，這些不適症狀在肢體活動時會改善。

慢性失眠的治療原則

- **原發性慢性失眠（找不到明確原因的失眠）**：基本上可以使用安眠鎮定藥物幫助睡眠，不過盡量以短期為主。長期治療則以行為治療為主，包括給予正確的睡眠衛教、改善睡眠環境、教導壓力調適方式以及更正錯誤的睡眠認知。

- **次發性慢性失眠**：首要之務為治療其造成失眠的病因，即可改善失眠狀況。但如果失眠症狀嚴重，可以短暫的使用安眠鎮定藥物來改善症狀。

長期失眠產生的問題

　　失眠造成的後遺症因人而異，有的人隔天會疲倦、注意力無法集中、記憶力不好、暴躁易怒或反應遲鈍；有的人則會出現頭痛、筋骨痠痛或沒體力等身體症狀。長期慢性失眠會對身心有不良影響，像是：

- 血壓上升、增加心血管疾病風險。

- 容易肥胖，增加糖尿病風險。

- 生長素減少，小孩長不高。

- 免疫力下降，容易生病。

- 荷爾蒙失調、月經失調。

- 肝指數上升。

- 癌症風險增加。

- 皮膚提早老化。

- 加速腦細胞死亡，增加失智症風險。

- 情緒易怒不穩定。

- 注意力不集中、記憶力和判斷力減退。

　　失眠壞處多多，因此平常應該盡量預防自己會得到失眠。如果有了失眠問題，要盡快改善或接受治療，莫等到變成嚴重

慢性化再來治療，不僅後遺症多，治療也需要更長的時間和更多的代價。

長期失眠增加失智風險

2019 年 1 月 24 日，世界最頂尖的科學期刊之一《科學（Science）》刊登了一篇重要的醫學研究，指出睡眠不足將導致大腦中與阿茲海默症相關的「tau 蛋白（濤蛋白）」與「澱粉樣 β 蛋白（β-amyloid）」顯著上升，顯示睡眠不足會增加阿茲海默症的風險。這項重要的研究結果由美國華盛頓大學（University of Washington）的神經學教授大衛·霍爾茨曼（David Holtzman）所發現。

起初 2017 年時，霍爾茲曼教授發現失眠會增加腦脊髓液中澱粉樣 β 蛋白的含量，而就算你的睡眠時間足夠，但是深層睡眠被打擾，睡眠品質不佳，也會導致澱粉樣 β 蛋白的含量增加。

霍爾茲曼教授陸續研究，發現大腦會透過睡眠將腦中多餘的蛋白質與廢物清除。因此當睡眠週期被打亂無法清除時，有毒物質就會累積在腦部傷害大腦。

在這次實驗中，他們測試了 8 名成年人的腦脊髓液樣本，

在正常睡眠與 36 小時睡眠剝奪的對照組比較中，遭受睡眠剝奪的受試者，其 tau 蛋白含量比起正常睡眠組增加了高達 **51.5%**。睡眠剝奪後，tau 蛋白的增長與澱粉樣 β 蛋白兩個蛋白質的上升也意味著隨著時間累積，會提升未來失智症的風險。這研究證明了失眠是導致失智症的重要風險因子。

因此若是想要預防老年罹患失智症，年輕時就要先有良好的睡眠品質和習慣。

何時該就醫？

　　失眠是否要就醫，看每個人的主觀感受和客觀影響而定。有民眾一天沒睡好就很緊張就醫，也有民眾每天睡不飽沒精神上班，但仍不願意就醫。

　　一般來說，為了不要讓失眠影響生活太大，或是避免失眠持續惡化，如果有以下失眠狀況其中一種，並且一個禮拜中有三天以上，就可以考慮到精神科專科、身心科專科，或是睡眠醫學中心做進一步評估診療。

- 上床超過一小時沒有辦法入睡。

- 睡眠中斷醒來三次以上，醒來後無法再入睡。

- 常常過度早醒。

- 睡的時間夠，但白天仍感到沒精神和倦怠，影響到日常生活。

- 睡眠會有夢遊、打呼、磨牙或其他相關問題，影響到自己及其他人的身心健康。

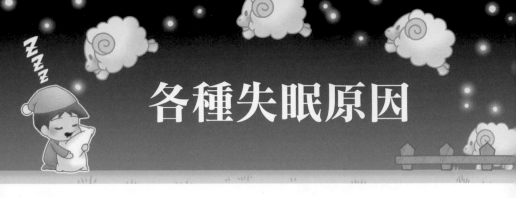

各種失眠原因

壓力

　　研究發現，將近一半的失眠患者都有壓力情緒問題，像是焦慮或憂鬱。

　　在診間我常會聽到民眾認為自己生活沒什麼壓力，退休後也不用工作，子女也長大了，心情也覺得沒不好，告訴我說他不覺得失眠是壓力造成。但我開立了一些減輕壓力的藥物後，他們的自律神經失調改善後，身體也不會過度緊繃，許多人睡眠就慢慢自然改善。

　　原因是因為人的壓力有分幾種，一種是理性認知層面的，這點我們常能主觀察覺，另外一種則是潛意識層面的，這種往往表現在我們的行為和身體，無法自己察覺。潛意識的壓力很多，像是對未來的不安感、對過去錯誤的罪惡感或愧疚感、無法獲得成就感、或是人際關係緊張等，都會讓潛意識承受不少壓力。這時候適當服用減輕壓力的藥物，比單純吃安眠鎮定劑藥物來說，效果更好，也可以減少安眠藥物依賴成癮的風險。

有的民眾是因為人生階段或是環境的改變，也會由於不熟悉感、沒安全感和不確定感，面臨潛在的壓力而不自覺，包括轉換工作、罹病、結婚生子、退休或喪偶等等，進而產生壓力造成失眠。

我曾治療過一位中年婦女，本來闔家幸福、睡眠也沒什麼問題，但是她先生突然被告知罹患大腸癌必須趕快住院開刀，突然的壞消息讓她驚慌失措，急忙打包行李陪先生到大醫院住院，並接連三四天在病床旁陪伴照顧，數日未眠。

之後先生手術順利，癌症也獲得改善與控制，恢復狀況良好並出院，但太太卻再也無法好好入眠，明明知道先生危機已經度過，卻無法順利好好睡一覺，這樣一過就是十幾年。後來來看門診，發現雖然當初的壓力來源早就解決了，太太心裡深處擔心未來家人可能又會罹患癌症，加上每天害怕失眠的恐懼，讓他的失眠由急性失眠，變為十幾年的慢性失眠。

還有民眾因為長期失眠，未及時就醫，導致開始對睡眠產生害怕、不安和焦慮，到最後原本應該是放鬆恢復體力的睡覺，反而變成他的長期壓力來源。通常到這種程度的失眠問題以及合併思考認知問題，不僅慢性化，也很難單純靠藥物可以治療改善，需要花費心力改善生活模式和思考想法才有可能會痊癒。

壓力荷爾蒙科學研究

人體在每晚 12 點到凌晨 3 點是血液中壓力荷爾蒙（腎上腺素 ACTH 和副腎皮質荷爾蒙 cortisol）濃度最低的時候，大約只有白天的 1/3，也是褪黑激素分泌最旺盛的時候，人體在這時能夠身心放鬆和肌肉張力降低，接著進入深沉睡眠，卸除掉白天緊繃的情緒及肢體。研究發現，慢性失眠會增加血液中的壓力荷爾蒙的釋放導致不容易入睡。

2001 年，美國的賓夕凡尼亞州立大學（Pennsylvania State University）醫學系教授亞歷山德羅斯（Alexandros Vgontzas）做了一個實驗，找來了一組 11 位有睡眠障礙的病患以及另一組 13 位沒失眠困擾的民眾，作為對照組，監測他們血液中壓力荷爾蒙（腎上腺素 ACTH 和 cortisol）的含量。

結果發現，有睡眠障礙的這一組人，血液中的這兩種荷爾蒙都普遍偏高，特別是在傍晚和夜間的時候。亞歷山德羅斯教授表示，這代表失眠者體內的荷爾蒙改變，使他們難以入睡，而這些慢性失眠者因為長時間沒有經歷熟睡狀態，體內的自然反應機制也會使壓力荷爾蒙的產生增加。

失眠造成壓力，壓力造成壓力荷爾蒙失調，荷爾蒙失調再造成失眠加劇，形成惡性循環。

憂鬱症

當壓力及情緒惡化到一定程度，有的民眾會開始出現憂鬱症的症狀，像是失眠、情緒低落、吃不下、什麼都提不起勁沒動力、沒食慾、有輕生意念、覺得自己沒用、未來沒希望、自責罪惡感、記憶力變差，和思考速度變慢等。

失眠和憂鬱症兩者關係相當密切，憂鬱症患者超過四成都有失眠問題，而長期的失眠也會讓人增加憂鬱症風險。因此，當出現類似憂鬱症症狀時候，請盡速就醫，以免造成憂鬱症及失眠之間的惡性循環。

在台灣，有些民眾因為刻板思維或汙名化偏見，可以接受失眠看醫生，但不能接受憂鬱症看醫生，好像憂鬱就代表自己不夠堅強，這其實是大錯特錯的。幾乎所有人都有憂鬱的時候。憂鬱症越早治療越好，憂鬱症早期藥物治療可以較快改善，搭配心理諮商、運動、壓力調適和認知調整等，多管齊下效果更好。

憂鬱的失眠患者，若只吃安眠藥治療失眠，忽略潛在的情緒問題，很容易變成長期依賴安眠鎮定藥物。有的憂鬱症患者如果不及時治療，甚至可能會變成重度憂鬱症，嚴重影響到生活。因此建議若有憂鬱問題，應即時就醫。

個性、認知

有的民眾先天容易擔心事情，失眠和情緒就醫後服用藥物改善，反而開始擔心藥物會不會有副作用，等到確定沒有副作用後，又擔心藥物會造成依賴或成癮。等到減少藥物可以不用吃之後，又擔心哪天失眠會復發。這樣周而復始的擔心各種事情而停不下來.....

你注意到了嗎？真正讓他失眠的原因之一，就是長期過度擔心的思考模式，但這靠藥物僅能改善無法根治，重要的是改善認知想法和生活習慣，必要時需要接受藥物、運動及心理治療「三管齊下」。

這種容易緊張及煩惱的原因是因為有些人有「過度警覺」的現象。這就是一般所說的把事情看得太嚴重、反應太大、小題大作等。

長期有這種過度警覺腦功能狀況的人，容易有專注力不足、記性不好、沒耐心、不耐煩、容易發脾氣，或是過度悲觀沒有自信的問題。研究發現，有這特性的人，前額葉皮質的調控能力不足，造成腦部掌管不安和恐懼的「杏仁核」過度持續活躍，所以會持續擔心和害怕。因此如果能增強前額葉的調控力，應該可以改善這類民眾的過度警覺問題。

警覺度高或容易想太多並不一定是壞事。因為我們在面對生活環境中的變化或威脅時，本應有適當的敏銳度與警覺性，這樣的腦功能才能及時偵測到周圍的變化，並做出及時的反應來爭取資源和避開危險，讓生命得以安全，因此警覺其實是好的腦功能的表現。這類人時常能夠小心翼翼不出錯，或是未雨綢繆預防災難，能做周全準備。因此在課業、工作或是生活安排上往往能有不錯的效率或成就。

　　但當這特性太過頭時，不該擔心或緊張的事情一直緊張，不懂得放鬆和休息，久而久之就會生病。持續的病態性焦慮會讓民眾感到痛苦，甚至情緒煩躁易怒、身體疲憊、力不從心、工作效率變差、人際關係變差，甚至也會讓周遭的人一同緊張和壓力大。此時建議病患應該向精神科醫師求助，可以考慮接受藥物和心理諮商來調整改善。

咖啡

咖啡常被視為提神聖品，提神的主要成分是「咖啡因（Caffeine）」。咖啡因是一種中樞神經興奮劑，是屬於一種黃嘌呤生物鹼（Xanthine），茶裡面也有。咖啡能提神、增加清醒度、促進工作效率，因此咖啡與茶在世界各地各種文化背景下都廣泛被使用。

咖啡因吸收

咖啡因在攝取後，約 30-45 分鐘內會被胃及小腸完全吸收，吸收後會直接進入血液而將咖啡因分布於全身各器官中，約 15 分鐘後身體便會有所反應。15-45 分鐘後體內咖啡因濃度達最高峰，經過 3-6 小時肝臟代謝後，咖啡因濃度逐漸下降至約一半。實際代謝速度，因個人體質而有所不同。

咖啡提神機轉

人體的活力來源主要是消耗體內的「三磷酸腺苷（Adenosine triphosphate，簡稱 ATP）」為主，人們睡眠時候會儲備 ATP，清醒時候會不斷消耗 ATP，而 ATP 被消耗後會產生「腺苷」（Adenosine），腺苷會與腦細胞上的「腺苷受

器（Adenosine receptor）」結合，產生疲勞感覺。當腺苷堆積量變多時，人體就會開啟睡眠機制讓人想睡。

腺苷是「睡眠債」的重要推手。人每天早上起床時，體內的腺苷濃度是最低的，隨著人清醒的時間越久，以及工作疲憊的程度越高，腺苷累積的濃度會越來越高。當腺苷達到一定濃度，人就會開始產生睡意。因此會影響腺苷作用的事情（例如打嗑睡或睡午覺）或物質（像咖啡因）等都會影響到睡眠。

研究發現，咖啡因會對腦內的腺苷受器產生「拮抗作用」，咖啡因會優先與腺苷受器作用，進而阻擋腺苷與腺苷受器結合，使腺苷無法發揮作用，因此人們就不會感到疲勞想睡，而能保持注意力和清晰的思維。咖啡因也會讓神經細胞活躍、刺激腎上腺素分泌、升高血壓和提高腦內多巴胺。

【補充】：拮抗作用是指一種物質的效應被另一種物質抵制。

咖啡因過量

咖啡因過量時會使人有心悸、焦躁不安、失眠、頭痛、胃痛、臉紅、噁心、頻尿，甚至肌肉震顫等症狀。長期使用下會產生耐受性，因而需增加攝取量才能達到同樣提神效果，造成飲用量越來越大。

【補充】：「耐受性（Tolerance）」是指藥物越吃效果越差。

戒斷症狀

如果長期飲用大量咖啡因，人體已經習慣咖啡因的作用，若突然中斷攝取時，可能會使血壓降低而引發頭痛、心悸。另一方面，精神一直維持在亢奮狀態，人體也會因能量枯竭而疲憊不堪。

停用咖啡一、兩天內即會出現戒斷症狀，主要是頭痛及疲倦感覺，尚有煩躁不安、噁心嘔吐、迫切想喝一杯咖啡等。少數人甚至脾氣變得暴躁易怒、對什麼都提不起興趣，甚至心情憂鬱。這些戒斷症狀通常要一星期才逐漸消失。值得一提的是：長期使用咖啡因會使胃不好的人潰瘍惡化，心臟病患者心悸或心律不整，焦慮症的病患症狀惡化甚至達恐慌程度，孕婦增加胎兒畸形、體重不足、早產，甚至死亡的危險。有以上情形者，都應該盡量避免使用。

咖啡因對睡眠影響

研究顯示睡前一小時內使用咖啡因會顯著增加睡眠的準備期，並使睡眠變淺、多夢及肌肉緊張。失眠患者使用咖啡或茶後，常要花更長的時間才睡著，導致睡眠時間減少，讓患者在白天覺得疲累。為了提神只好喝更多的咖啡或茶，這又使得晚上睡眠更為困難，形成了惡性循環。

咖啡因會導致睡眠潛伏期變長，也就是從躺下去到真正睡著所需的時間會變長。另外咖啡因也會造成總睡眠時間縮短並且降低睡眠效率，讓實際入睡時間減少。更甚者還會造成深度睡眠慢波減少。而慢波階段的睡眠是人類恢復體力與進行記憶鞏固的重要階段，若這個時期縮短，恢復體力的程度與記憶力也會跟著受影響。

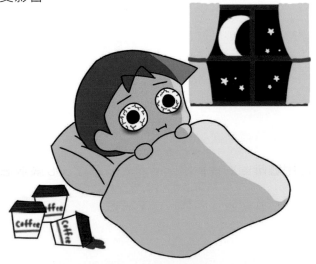

晚上喝太多咖啡可能會導致失眠。

胃食道逆流

胃食道逆流（Gastroesophageal reflux disease，簡稱 GERD）是很常見的腸胃問題，大部人的症狀是胃部不舒服、胸口灼熱或是反胃噁心胃痛，但事實上胃食道逆流也會造成失眠。

由於睡眠時腸胃的消化速度減慢，故晚間的胃食道逆流症狀可能比白天嚴重，此時的不適感患者未必能主觀感受到（因為在睡覺），但因為這些不適感，導致患者的睡眠變淺且片斷，因此本身有胃食道逆流的患者，如果有失眠的狀況，必須考慮到胃食道逆流影響的可能性。

防止夜間胃食道逆流導致失眠的首要方法必須避免睡前 3 小時內吃東西或喝含糖飲料，睡覺時宜採左側躺或頭部些微墊高的姿勢，設法減輕體重及服用抑制胃酸的藥物。

另外胃食道逆流患者的飲食習慣、情緒壓力、運動、肥胖等都有關聯。如果平常工作與生活壓力大，交感神經過度緊繃，也會抑制腸胃蠕動或失調。

近年來國人飲食西化，攝取較多的高油脂、高油炸和高熱量食物，這些都會減緩胃的排空速度，也進而讓胃食道逆流的患者增加。

夜晚運動

　　規律適量的運動能夠改善身體機能、促進新陳代謝、避免肥胖和心血管疾病，進而改善睡眠。但由於現代人生活忙碌，許多人平時白天要上班抽不出時間運動，只能下班回家再做安排，所以夜晚運動人口越來越多。但少數人晚上如果過度運動，基礎代謝率增加、心跳與呼吸速率變快，交感神經過度活躍亢奮，如果運動後沒有做適當呼吸調節和放鬆休息，有可能會因此失眠。

　　每一個人的生理時鐘和自律神經系統都不一樣，運動的時間、頻率和強度也應該要依個人狀況做適性調整。臨床上也有少數人晚上運動不但不會睡不著，反而有助於睡眠，有可能是他們的自律神經調節能力特別好，或是休息放鬆的方式效果特別顯著。其實不管你是哪一種體質都不用緊張焦慮，為自己量身打造一款適合自己又能改善睡眠的運動計畫是最重要的。

藥物

藥物是治療疾病的有力武器，但若用藥不當或某些藥的副作用也可能會導致失眠。以下是幾種常見有可能會引起失眠的藥物供大家參考。但要注意的是，不是服用以下藥物就一定會造成失眠，而是要看藥物使用的時機、頻率、劑量、服用人的體質和藥物彼此交互作用而定。

- **利尿劑**：部分利尿劑如 furosemide（商品名：來適泄 Lasix）有可能造成夜間頻尿而失眠。

- **咖啡因**：喝咖啡或茶，以及部分感冒止痛藥物裡面會含有咖啡因，可能會造成中樞神經興奮而失眠。

- **抗心律不整藥物**：如 amiodarone（商品名：臟得樂），有可能會造成失眠。

- **偽麻黃素藥物**：常用來治療感冒鼻塞的血管收縮劑，如 pseudoephedrine（偽麻黃素藥物），可能會造成失眠。

- **類固醇**：類固醇有可能造成欣快感或失眠的可能性。

- **安眠鎮定藥物**：在極低機率的狀況下，原本應該幫助鎮定安眠的藥物，可能會讓少數患者產生矛盾效應（Paradoxical effect），反而讓他們亢奮而失眠。

- **血清素回收抑制劑**：治療焦慮症、憂鬱症和恐慌症的血清素回收抑制劑藥物，少數可能會造成精神亢奮而失眠。

- **甲型交感神經受器阻斷劑（α-blocker）**：這類藥物通常用來治療高血壓和良性攝護腺肥大，像是 tamsulosin(商品名：活路利淨)，也可能會造成失眠。

- **乙型交感神經受器阻斷劑（β-blocker）**：治療心悸和高血壓的藥物 β-blocker 如 propranolol （商品名：恩特來 Inderal ），可能會造成失眠。

- **中樞神經興奮劑**：如治療注意力不集中過動疾患（ADHD）的藥物 methylphenidate（商品名：利他能 Ritalin ），如太晚服用可能會導致失眠。

- **抗膽鹼藥物**：部分治療帕金森氏症或是錐體外症候群（EPS）的藥物可能會導致失眠，如 trihexyphenidyl（商品名：瑞丹錠 Switane ）。

- **甲狀腺素**：甲狀腺低下服用的甲狀腺素 thyroxine，可能會造成失眠。

- **多巴胺促進劑**：用來治療帕金森氏症的多巴胺促進劑，如 methyldopa（商品名：普壓能）可能會造成失

眠。

- **支氣管擴張劑**：部分支氣管擴張劑如 theophylline
（商品名：善寧），可能會造成失眠。

　　如服用上述種類藥物時出現失眠或失眠加重者，需要首先考慮到藥物引起的失眠。尤其是老年慢性病患者，他們通常會服用眾多藥物，加上肝腎代謝力下降，藥物造成失眠的可能性增加，更要加以注意避免。

　　但民眾如果擔心目前服用藥物可能會導致失眠，建議不要馬上自行停藥。回診與開藥的醫師討論可能性與利弊得失，避免貿然停藥導致病情不穩定。

不寧腿

不寧腿的醫學上完整名稱是「不寧腿症候群（Restless leg syndrome）」。

不寧腿患者白天時大多無特別症狀，到了晚上想睡覺時，患者常會感到腿部不適無法安寧，常常會有無法抗拒而想動動腿的衝動。有的人是躺在床上的時候會覺得腿有東西爬來爬去或癢癢刺刺的感覺，另外有的人是覺得腿的深部痠痛，非得要起床走動走動，才會覺得舒服。如此整晚反覆發生，對睡眠品質造成不良影響。

病情嚴重的話，有些人連手臂都會有這些感覺。但臨床上所見到的病例中，以小腿兩側最常發生，再來是足部、大腿及臀部。此外，不寧腿也不只會發生在夜晚，有些病情較嚴重的人，白天靜坐在椅子或躺在床上時候，也會有類似的不舒服的感覺。

美國精神科學會的《DSM-5 精神疾病診斷準則手冊》中對於不寧腿的診斷準則如下：

- 想要動動腿的衝動經常伴隨著腿部的不適感，特徵為腿部靜止或休息時容易發生、衝動感在傍晚或夜晚最

常有，而在動腿後會減少許多。

- 這些症狀每週至少發生三次，且持續三個月之久。

- 這些症狀顯著造成社會、職能、教育、學業或行為方面的功能損害。

- 這些症狀無法歸因於心理因素、醫療狀況（如關節炎或抽筋）或個人習慣（如抖腳）。

- 這些症狀無法以藥物濫用或藥物作用來解釋。

不寧腿的原因

不寧腿的病理機轉目前醫學還無法完全確定，難以找出單一明確的致病因子。

研究有發現，家族遺傳性不寧腿大多好發於 45 歲之前，且通常病情進展緩慢。

至於次發性不寧腿，就是有其他原因造成的後天不寧腿症狀，通常要優先治療其背後的原因，例如對於有鐵質缺乏問題的不寧腿患者，補充鐵質之後不寧腿狀況會慢慢改善。

以下列出常見的次發性不寧腿的原因：

- 孕婦。

- 缺乏鎂、維他命 B12 或葉酸。

- 缺鐵性貧血。

- 風濕性關節炎。

- 尿毒症或糖尿病引起的周邊神經病變。

- 甲狀腺功能低下。

- 帕金森氏症。

- 脊髓病變。

- 少數可能藥物（如：三環抗憂鬱藥物、鋰鹽、鈣離子阻斷劑）。

- 其他可能物質（如：咖啡因、酒精）。

盛行率

　　不寧腿的患者中 33% 的人有家族史。據美國統計中，約 2-5% 民眾有症狀輕重不一的不寧腿；在加拿大的流行病學研究中，有 5-10% 的人有輕微症狀的不寧腿症候群；瑞典學者曾以 18 至 65 歲的婦女作研究，發現其中有 11.4% 的婦女符合不寧腿症候群的診斷標準；日本不寧腿症候群的盛行率為 3%，而新加坡的盛行率只有 0.1%，遠低於歐美。

約 1/3 的不寧腿患者，在 10 歲前會出現症狀，部分症狀跟「生長痛」或「注意力不足過動症（ADHD）」的症狀類似，以至於可能會被忽略。大部分不寧腿患者通常會在 40 歲以後症狀才會變得比較嚴重，那時候才去求醫。

　　根據統計 27% 的孕婦有不寧腿症候群，通常在產後 10 天內，症狀會逐漸消失；另外在作血液透析或腹膜透析的尿毒症患者有 20% 至 40% 會出現不寧腿症候群的症狀；而在缺鐵性貧血引起的不寧腿症候群，症狀主要與缺乏儲鐵蛋白（Ferritin）有關，當血液中儲鐵蛋白小於 50mcg/L 時，就比較會罹患不寧腿症候群。

診斷

　　不寧腿症候群的診斷，除了靠詳細的病史詢問及患者藥物的使用情況外，還需瞭解是否有之前提到會引起不寧腿症候群的潛在病因。因此實驗室檢查項目包括各項血球檢測、儲鐵蛋白、葉酸、維他命 B12、血糖、肝腎功能、鎂離子、鐵離子跟類風濕關節炎相關因子等檢測，有時還需肌電圖、神經傳導檢查或睡眠生理腦波圖等。

治療

關於不寧腿症候群的治療，應盡量找出可能病因，其中 15% 的患者在症狀發生一個月或數月後會自然消失。若症狀一直持續下去，可指導病患在上床前做後小腿的伸展運動，若症狀還是無法改善，就需要藥物的幫忙。

目前發現不寧腿症和中樞性多巴胺及內生性鴉片系統（Endogenous opiate system）功能異常有關。目前治療不寧腿症候群，較常使用的藥物包括：

- **多巴胺促進劑**：如 pramipexole（商品名：Mirapex 樂伯克）及 ropinirole（商品名：Requip 力必平）等。

- **安眠鎮定藥物**：如 clonazepam（商品名：Ricotril 利福全）或 lorazepam（商品名：Ativa 安定文）等。

- **肌肉鬆弛劑**：部分藥物有一定程度的幫助。

- **補充營養**：缺鐵、鎂或是維他命 B12 的民眾應適當補充。

耳鳴

耳鳴（Tinnitus）一詞源自於自拉丁文「Tinnire」，意為響鈴聲，指的是患者在沒有外界聲音刺激下，聽到聲音的狀況。

人的聽覺系統，一般由聲波經介質（如空氣或水）到外耳 -> 中耳 -> 內耳 -> 大腦。所以途徑中只要有一個地方出問題，就有可能造成耳鳴的現象。

目前認為，耳鳴也可能是因為腦部處理聲音訊號不協調的結果。像是隨著年紀的老化，聽力衰退後，腦部會試圖把聲音放大。過度放大的結果，有如收音機轉大聲了，會聽到一些雜音，那就是耳鳴。

盛行率

耳鳴相當常見，盛行率可達 10%，以年長者居多，65 歲以上的老年人更高達 1/3。耳鳴的患者中約 40% 有聽力問題、約 40% 對聲音敏感。而在本身有聽力障礙的族群，耳鳴盛行率更高達 75-80%，其中的 2-5% 患者日常生活受到困擾，甚至影響社交活動。另外，耳鳴的患者常伴隨有憂鬱或失眠等疾病，使得治療更加複雜困難。

有學者對於耳鳴種類分類：

- **客觀性耳鳴**（Objective tinnitus）：常為血管性或肌肉性問題。

- **主觀性耳鳴**（Subjective tinnitus）：常為聽神經傳導路徑或大腦皮質問題。

也有學者將耳鳴分為「非神經性」與「神經性」兩類：

- **非神經性**：耳屎、耳咽管功能差、外耳炎、中耳炎、耳朵附近肌肉痙攣或血管異常、耳膜破裂、鼻咽癌等。這類耳鳴通常比較低頻或有脈動的特性。

- **神經性**：神經受到有毒物質傷害、噪音、內耳或腦部循環不佳、病毒感染，內耳或腦部受到外傷或撞擊，或是自體免疫性發炎、聽神經瘤等。另外，內耳或腦部自然的退化或高血壓、糖尿病、高血脂症、肥胖與慢性腎臟病等，也會造成耳鳴的症狀。臨床上，神經性耳鳴通常是高頻率的聲音，沒有心臟同步脈動感，對藥物治療的反應不佳，更會造成失眠、焦慮、憂鬱、精神不佳等症狀，進而也會影響日常生活與工作表現。

耳鳴危險因子

- 噪音：爆炸、吵雜環境、鞭炮。

- 受傷：頭部外傷、腦出血。

- 感染：中耳炎、鼻竇炎。

- 失眠、睡眠呼吸中止症。

- 其他因子：藥物或壓力。

耳鳴和腦部兩大系統有密切關係：

- **網狀結構**：網狀結構與身體警覺性有關，會從環境中篩選有意義的聲音加以放大。但若生理處於敏感狀態，則會有異常高的警覺性，對聲音就容易過度敏感。

- **邊緣系統**：邊緣系統掌控情緒，大腦皮質會和邊緣系統連結處理聲音訊息，若邊緣系統處於過度緊張狀態，容易對聲音感覺強烈情緒反應，像是輕微聲音就可以讓自己很焦慮等。

　　而有些病患聽力正常，結構上也沒有問題，這樣的耳鳴如何解釋呢？其實還是可以找到一些可能原因：像是失眠、壓力、

作息不正常、自律神經失調或感冒等，這些都有可能讓網狀結構與邊緣系統處於緊張狀態而造成耳鳴。

壓力造成腦部邊緣系統不穩定 -> 造成耳鳴 -> 因耳鳴不適造成壓力變大 -> 邊緣系統更不穩定 -> 惡性循環。

評估

耳鳴的症狀應該先做詳細評估：

- 何時開始耳鳴，已經多久？

- 單側或雙側耳鳴？

- 持續或間斷？

- 高音或低音？

- 蟬鳴、嗡嗡或轟隆？

- 是否與心跳脈動同步？

- 與壓力或睡眠是否相關？

- 與咖啡或茶是否有關？

治療

關於耳鳴的治療包含：

- 耳鳴衛教。

- 改善可能潛在病因：如失眠、情緒、中耳炎、自律神經失調、血管循環不佳。

- 如果是耳朵結構性問題，少數可經手術改善。

- 藥物治療。

- 心理治療。

- 戴助聽器。

- 聲音療法：白噪音，即寬頻聲音，也就是增加環境中的中性噪音如風聲、雨聲、流水聲或海浪聲等。

衛教

- 耳鳴要小心可能是心血管病變的前兆。

- 通常耳鳴不會造成耳聾，但如果有惡化請找耳鼻喉科醫師或神經內科醫師評估。

- 持續單側的耳鳴建議就醫評估檢查。

- 目前並無針對耳鳴的專屬特效藥，一般常用複合處方治療，包括維他命 B12、血管循環劑、鎮定劑或自律神經藥物。

耳鳴不一定是耳朵的問題，而是大腦過度活躍導致的感知異常。證據是，就算把聽神經切掉，也有許多病患耳鳴沒有改善。當左耳有耳鳴時，有的人蓋住左耳，反而會讓耳鳴在右耳出現，這種耳鳴可能是大腦聽覺皮質的代償與過度活躍有關。

　　另外常被忽略的是，耳鳴、情緒以及自律神經系統的關連。擾人的耳鳴，常會讓人心情不好、心神不寧、擔心自己發生什麼重大的身體問題，同時干擾睡眠，導致失眠。而失眠、心情不好、自律神經系統不穩定、過度疲勞，又會讓聽覺皮質的過度敏感惡化。

　　睡眠呼吸中止症，是常見引起耳鳴的原因。約有 70% 的耳鳴病患，都伴隨有睡眠障礙的問題。

　　2016 年，台灣嘉義大林慈濟醫院睡眠中心主任黃俊豪醫師發表研究，指出長期有睡眠呼吸中止症的成年人，未來發生耳鳴的風險是正常人的 1.36 倍。以往大家認為是耳鳴造成噪音進而造成失眠，這研究結果與過往民眾的傳統觀念不同。但耳鳴和失眠是否互為因果關係，仍有待更多的研究分析與證實。

年齡

正常人會隨著年齡的增加，睡眠的熟睡期、做夢、和總睡眠時間會慢慢減少，而淺睡期會增加。所以通常年長者會有比較早起床，到公園做運動或是去菜市場買菜的現象。

這種現象嚴格來說並不是病症，只要白天睡醒仍是精神飽滿及活動正常，沒有過度疲憊倦怠，不需特別就醫。

我在門診看診時，常會遇到一些五、六十歲的民眾擔心失眠而來就醫，發現自己睡眠時間變短或是早起，覺得很緊張。我通常會請他們不用緊張，這是正常的生理現象。

但有些長者晚上沒辦法入睡，一定要電視開著才能睡著，少數甚至在椅子或沙發上就睡著，或是白天昏昏沉沉也在睡。這通常都是有睡眠障礙問題，或是有其他的問題導致睡眠週期紊亂，建議就醫治療。

打呼

很多人都聽過別人打呼（Snoring）。人在入睡後，由於呼吸道肌肉張力降低，使得呼吸道變得較狹窄，如果再加上有鼻腔、鼻咽、口咽或咽喉結構上狹窄的情形，將會造成呼吸氣流的進出遇到相當的阻力，而產生打呼或呼吸暫停的現象。一般成年人約有 20% 的人會打呼，中老年以上的男性大約有 60% 會打呼，女性大約有 40%。

打呼者自己本身未必有感，但會增加心血管疾病的風險（高血壓、中風或心臟病），不可不慎。另外打呼往往影響的是枕邊人的睡眠品質，嚴重打呼的民眾，往往也罹患了「睡眠呼吸中止症（Sleep apnea）」。根據研究統計，打呼的人之中約有 1/4 是睡眠呼吸中止症的患者。

睡眠呼吸中止症的嚴重程度，臨床上以「呼吸中止指數（AHI）」來鑑別診斷。依美國睡眠醫學會的定義，AHI 值 5-15 為輕度，15-30 為中度，超過 30 則為重度。重度的患者白天通常會有許多症狀，像是嗜睡、記憶力差、精神差、頭痛或頭暈等。

睡眠呼吸中止症患者睡著後，咽喉部分的呼吸道塌陷造成呼吸停止。多數人病症的成因是肥胖，脖子脂肪太多或軟組織

肥厚；有人則是因先天骨架影響，如下巴後縮，或肌肉張力不足所致。睡眠呼吸中止症的類型，依患者在呼吸暫停時，胸腹部呼吸肌肉及橫膈肌是否有呼吸運動，可分為：

- 阻塞性。

- 中樞型。

- 混合型。

患者由於處於缺氧狀態，身體會掙扎想要呼吸，導致無法好好休息，就好像睡個兩到三分鐘就有人來推你一下，這樣的睡眠品質當然不好，且長期暴露在缺氧的風險之下，對身體各器官都有不良影響。最麻煩的是，當事人往往沒有明顯感覺，有些人只是覺得有點精神不濟，根本不知道要就醫檢查，因此這個病症會是潛在的殺手。臨床上常見的是，枕邊人覺得打呼聲音越來越大，吵到睡不著，押著伴侶來就醫。

根據研究統計，下列的人比較容易會打呼：

- **結構異常**：造成上呼吸道呼吸氣流的阻力增加，例如扁桃腺過大、鼻中膈彎曲、先天或後天的顏面異常、舌頭過大等均易造成打呼的現象。

- **神經肌肉異常**：支配氣管擴張肌的神經或肌肉本身無法執行正常的功能，常造成呼吸氣道的狹窄，而有打呼的情形。再來是睡覺的姿勢亦會影響，當人仰臥的時候，會導致舌頭向後掉及腹部往胸部推擠，也容易加重打呼的症狀。

- **睡眠不足**：會因肌肉張力減少及延緩咽部擴張肌的收縮，而誘發或加重打呼的症狀。

- **性別**：打呼好發於男性。而女性荷爾蒙被認為可以增加上呼吸道的肌肉張力，減少打呼機率。但女性更年期後，女性荷爾蒙保護力會減少。

- **荷爾蒙**：甲狀腺機能低下症的患者可能會有黏膜水腫，造成上呼吸道的狹窄而造成打呼。肢端肥大症（Acromegaly）常會伴隨著大舌頭、咽部黏膜肥厚及顏面骨質的變化，也容易會導致打呼。

- **藥物或酒精**：引發或加重打呼的症狀。例如酒精，鎮靜安眠的藥物等。

- **抽菸和肥胖**：也會增加打呼或阻塞型呼吸暫停症候群的機率。

- **年齡**：中老年人（40歲以後）打呼及呼吸暫停症候

群的盛行率，遠比年輕人要大得多。

目前治療打呼的方法有藥物治療、行為治療、口腔矯正裝置、連續性呼吸道正壓呼吸器（CPAP）和手術治療等。

行為治療與衛教包括了以下幾種可能可以改善打呼的方式：

- 減重。
- 側睡。
- 避免安眠鎮靜藥物過量。
- 避免睡眠不足。
- 避免睡前喝酒。
- 睡覺時將枕頭適當抬高。
- 如有鼻子過敏就要積極治療。
- 睡前避免大吃大喝。
- 戒菸。

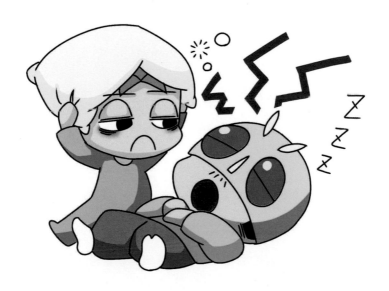

打呼會造成自己及他人睡眠品質下降。

磨牙

磨牙（Bruxism）的成因相當複雜，目前認為與壓力、牙齒和睡眠疾患等因素相關。

- **壓力**：焦慮和壓力是磨牙最常見的原因，研究確實發現，當你過度擔心，越有可能在晚上磨牙；壓力越大，晚上磨牙的情況越嚴重；你越想避免壓力，磨牙有可能越嚴重。學生考試期間壓力大，磨牙狀況會加劇。

- **牙齒**：牙齒排列不齊、缺牙、牙齒咬合不正都可能會造成磨牙，建議找牙科醫師進行診斷處理。

- **睡眠**：有睡眠障礙的患者，部分也會磨牙，建議找精神專科醫師評估診療失眠的問題。

- **其他**：亨丁頓舞蹈症（Huntington's disease）或帕金森氏症（Parkinson's disease）等。

【補充】：亨丁頓舞蹈症是一種會影響到腦部細胞的遺傳性疾病，早期症狀是情緒或智力輕微問題，接著是步伐不穩定。隨著疾病惡化，運動困難、言語能力和心智能力下降，甚至無法說話。

較少患者因為單純的磨牙就醫，而是當有更嚴重的問題，例如張閉口時會疼痛、嘴巴打不開、聽到關節有雜音等等的症狀來求診時，而被診斷同時有磨牙的問題。磨牙的患者主要抱怨的症狀，多數是牙齒容易敏感，吃冷熱食物時會痠痛，及臉頰肌肉疼痛或僵硬。

　　有些人因為獨居或單獨睡覺，沒有旁人提醒磨牙問題。有的人臉型方方正正，俗稱「國字臉」。國字臉的人其中一部分可能其實長期有磨牙問題而不自知，每天睡眠磨牙久了，導致下顎咀嚼肌慢慢發達增厚，導致慢慢變成國字臉的外形。

　　磨牙如果是情緒或壓力引起的，必要時可以轉介身心科或精神科。磨牙的情況一般會隨著年紀增長而頻率降低，原因並不清楚，但推論可能與神經肌肉老化有關。

　　夜間磨牙可以考慮睡覺時配戴咬合板以減少磨耗。而如果是顳顎關節障礙伴隨磨牙，則需要同時進行治療，一般顳顎關節障礙症分為關節或是肌肉的問題，像是有些人打開嘴巴時會聽到咔咔的聲音，可能是關節軟骨位置跑掉，大部分的患者不會有症狀，但有症狀者可能會張口困難，甚至嘴巴卡死打不開。

　　顳顎關節障礙症通常先用保守方式治療，像是服用藥物、打針及配戴咬合板等。如果是較嚴重的症狀，例如軟骨破掉、裂開、沾黏，則須視情況開刀治療。

改善磨牙方法：

- **運動**：運動有助於紓壓，並可以改善新陳代謝、肌肉張力及情緒。

- **睡前洗熱水澡**：適當的溫熱水可以放鬆臉部肌肉，或者拿條臉巾泡熱水後，敷在顎肌周圍。

- **放鬆**：在睡前釋放壓力是一個好方法，睡前可以嘗試放鬆訓練哦！另外適當的按摩也有助於身體放鬆。

- **改善情緒**：若有焦慮或憂鬱情況，可尋求精神科醫師或心理師專業協助，改善情緒進而減少磨牙次數。

- **避免耐嚼的食物**：減少吃口香糖、牛排，或其他耐嚼的食物，讓肌肉休息。

- **求助牙醫**：最後，若磨牙仍無法緩解，可以求診睡眠中心或是專業牙科醫師，幫你配製合適的牙套，在睡覺時帶上保護牙齒。

手機藍光

光線本來就會影響人體的晝夜節律。2003 年，有一項研究，讓一群人在山中露營一週，過程中只會接觸到自然光，沒有任何電子 3C 設備。不少受試者本來是夜貓族，經過一段時間後，受試者的生理時鐘跟著日出日落一致。這是因為人腦中的松果體（Pineal gland）會受到光線影響，而松果體會分泌褪黑激素來調節生理時鐘。一般來說，松果體會在睡前幾小時開始釋放褪黑激素，減少人的警覺度，進而進入睡眠階段。

現代人長時間接觸手機及 3C 產品，睡覺前也常常持續滑手機，其實手機的螢幕藍光會抑制松果體釋放褪黑激素，對睡眠品質有不良的影響，嚴重的還會造成失眠以及眼睛病變。

研究發現，夜間暴露在電腦螢幕前五小時的受試者，褪黑激素的分泌量較少且比較不會疲倦。而成人接觸藍光約莫兩小時後褪黑激素就會開始降低，而青少年受藍光刺激的量只要成人的 1/10，就會比成人抑制更多褪黑激素。

2013 年，美國學者菲格奎羅（Mariana Figueiro）研究發現，晚上只要使用平板兩小時，就會抑制褪黑激素分泌。

2014 年，美國的布里根和婦女醫院（Brigham and Women's Hospital）進行了為期兩週的臨床試驗，發現比起

晚上閱讀紙本書籍的受試者，睡前使用平板電腦四小時的人，比較不會想睡覺，平均多花 10 分鐘才睡著，而且睡眠比較淺。其他科學家也發現，這些效應在青少年身上特別明顯。

越來越多研究證據指出，許多電子螢幕尤其是藍光螢幕特別會妨礙人們睡眠，因此晚上睡覺前盡量少用手機，睡覺時記得完全關機。

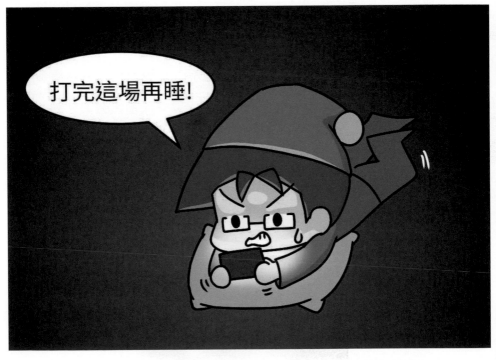

晚上玩手機，藍光容易造成失眠。

醫院也瘋狂漫畫【手機藍光】

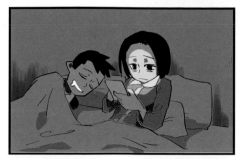

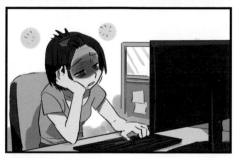

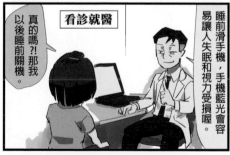

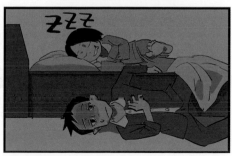

手機電磁波

手機除了藍光之外，其實電磁波也會造成失眠。睡前滑手機和睡覺不關機，都可能會造成淺眠。

2011 年，期刊《生物電磁學（Bioelectromagnetics）》刊登了一篇研究，是由瑞典斯德哥爾摩大學（Stockholm University）的阿恩・洛登（Arne Lowden）所發表。這研究找了 48 位平均 28 歲的受試者，發現在晚上 7 點 30 分至 10 點 30 分（長度 3 小時）接受手機電磁波暴露後，深睡期減少 12%、淺睡期增加 4%，而且要花更多的時間才能進入深睡期。

如果有失眠問題，建議除了調整生理作息、白天規律運動和避免睡前喝咖啡和茶之外，睡前應盡量避免使用手機，睡覺時也記得將手機完全關機，以免干擾睡眠品質。

瑞典的卡羅琳學院（Karolinska Institute）、烏普薩拉大學（Uppsala University），以及美國密西根州韋恩州立大學（Wayne State University）的學者共同研究，將 18-45 歲的 35 名男性與 36 名女性，分成兩組，其中一部分人暴露於手機電磁波的環境中，另一組人則沒有。結果發現，暴露於電磁波下的受試者，得花較多時間進入第一階段的深層睡眠，停留在最深層睡眠的時間也較少，對睡眠產生不良影響。

時差

時差（Jet lag）是許多出國民眾都有的痛苦經驗。地球的時區以位於英國的格林威治天文觀測台為標準，分為 24 個時區，往東的地區為「+」小時，到 +12 小時為止。往西的地區「-」小時，到 -12 小時為止。

當我們由一個時區飛到另一個時區，若橫越三個以上的時區，約 80% 的人會有日夜節奏混亂，導致白天無法集中注意力、倦怠、頭痛或晚上失眠等狀況。

如何調整時差

- 分段飛行，能有中途站的休息。
- 如停留時間短於三天，一般並不建議調整生理時鐘。
- 在到達的最初幾天，可藉由短暫的睡眠來改善時差的症狀。時間是越短越好（應少於 45 分鐘）。
- 重要事情（會議）儘量安排在出發地的最清醒時段與目的地的最清醒時段互相重疊的時間。
- 往東飛的航程（如由台灣飛往夏威夷）：時間會變早，出發前三天可以試著每天提早 1 小時睡覺。

- 往西飛的航程：時間變晚，出發前三天可以每天晚 1.5 小時睡覺。

- 抵達時間盡量選白天，這樣除了不用強迫自己到達目的地要立即入睡外，也可以更快融入當地的活動。

- 到達目的地之後如果是白天，應保持日間的活動，抑制住睡意，到晚上才上床睡覺。到達目的地之後如果是晚上卻沒有睡意，可以考慮吃點適量的短效安眠藥（如酣樂欣 Halcion、使蒂諾斯 Stilnox、導美睡 Midazolam 或戀多眠 Lendormin 等）。

- 白天可以喝一些咖啡或茶以維持清醒，或給予大於 2000 流明（Lux）的日光照射，可以減輕時差的症狀，適當光線也能刺激松果體及下視丘，加速時差的調整。所以一天內照射五小時以上的自然光能幫助調整時差。

目前許多研究認為服用褪黑激素（Melatonin）可以幫助調整時差，也有少部分研究認為褪黑激素的幫助有限。褪黑激素在各國有許多不同衍生產品，大多屬於保健食品，其中少部分獲得國家藥證則屬醫療藥品級，後面有專屬章節介紹。

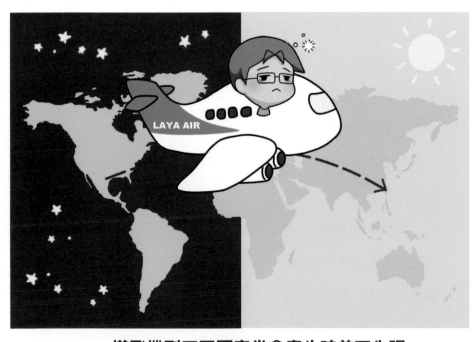

搭飛機到不同國家常會產生時差而失眠。

快速動眼期睡眠行為疾患

快速動眼期睡眠行為疾患（REM behavior disorder，簡稱 RBD），簡單來說，就是大腦睡著了而身體沒有睡著。此症患者男性占了約九成，首次發病多在中年以後。

睡著進入快速動眼期（做夢期）後，大腦會暫時抑制身體的運動中樞，讓身體肌肉張力下降（暫時使身體無法大動作移動），才能進入休息狀態。但快速動眼期睡眠行為疾患的患者，他們大腦在快速動眼期睡眠時的抑制機制失去作用，使得他們會把夢境中的動作帶到現實生活中，像是在床上說話、揮手、掙扎、攻擊，甚至逃跑。最後往往會造成自己或床伴傷痕累累，但醒來後患者只會記得夢境中自己如何反擊敵人、追逐或逃跑的過程。

快速動眼期睡眠行為 RBD 疾患雖然少見，但出現的時候往往惱人又擾人，建議可以與精神科醫師討論，必要時使用適當藥物調整，藥物的治療反應通常不錯，常用的藥物包括：利福全（Clonazepam）、褪黑激素（Melatonin）、美道普（Levodopa）或樂伯克（Pramipexole）等。

另外要注意的是，部分醫師認為快速動眼期睡眠行為可能是某些神經退化性疾病的早期症狀，像是包括帕金森氏症或路易氏體失智症（Dementia with Lewy Bodies）等。

夢囈（夢話）

有的人會在睡眠中說話，大部分都是經由旁人告知才知道，表現的形式包括說話、哼歌或哭笑，有時候內容是連貫的言語，有時只是模糊字句，也有時候甚至可以跟別人對答。

一般來說，說夢話通常是在睡眠週期中非快速動眼期（NREM）的第 1 期及第 2 期出現，可能是睡眠週期被干擾或是意識部分清醒導致。但說夢話也有可能在快速動眼期（REM）中的特殊狀況，比方說快速動眼期睡眠行為疾患、夢遊或是睡眠驚恐症等。

通常說夢話是不需要就醫的，但是如果因為說夢話聲音過大影響他人，或是影響到睡眠品質，可以就醫評估與診療。

夢遊

夢遊（Sleep walking）是大家耳熟能詳的名詞，它的正式稱呼是「夢遊症（Somnambulism）」。提到夢遊，大家腦海中可能會浮現一位穿睡衣、雙手直挺舉向前方，一邊閉著雙眼打呼，一邊在家中漫遊的情景。

夢遊其實屬於睡眠疾患中的一種，好發於孩童，11歲以下幼童的發生率高達29~40%，其中多在兒童時期（6~8歲時）開始出現，12歲時達到顛峰，成年後會逐漸改善，雖然也有成人夢遊的現象，但較少見。成人夢遊的盛行率僅為2~6%。

夢遊是發生在睡眠的「深睡期」，也就是「非快速動眼期（NREM）」中的第三期和第四期。所以其實「夢遊的時候是沒有在做夢的！」因為做夢是在睡眠週期中的「快速動眼期（REM）」發生的。

夢遊臨床的表徵，最常見的是突然從睡覺中起來，漫無目的走來走去，步伐緩慢但能避開障礙物，有時喃喃自語甚至可以跟人對話或是進行一些複雜行為。

夢遊的原因迄今仍不明，有學者認為與基因遺傳有關，有的則認為跟一些心智疾患（如妥瑞氏症或精神分裂症）有關。

值得注意的是，部分民眾在服用某些安眠藥之後，會有夢遊的情況。此時應盡快告知醫師，並且更換安眠藥物。

筆者在當見習醫師時，曾聽聞一位患者吃完安眠藥後，夢遊開車離開醫院之後再回來的！期間那位病患完全沒有任何記憶，令人直呼可怕。

歷史上曾經發生過疑似在夢遊中殺人的可怕案例:1846年，美國民眾阿爾伯特·傑克遜·帝雷爾（Albert Jackson Tirrell）被指控在夢遊中殺了他的情人，因為犯刑是在夢遊中進行，最後獲判無罪。而這判決結果，當然引起社會譁然與轟動。

夢遊的治療，主要先以改善睡眠衛生習慣為主，再來是改善睡眠時的周遭環境，如都未明顯改善，最後才考慮藥物治療。

家裡如有夢遊個案，須注意:

· 房內陳設盡量簡單，避免受傷或接觸到危險物品。

· 白天過度勞累或興奮時，夜間較容易出現夢遊現象。

· 若夢遊頻率過高或有受傷的危險，建議尋求醫師協助。

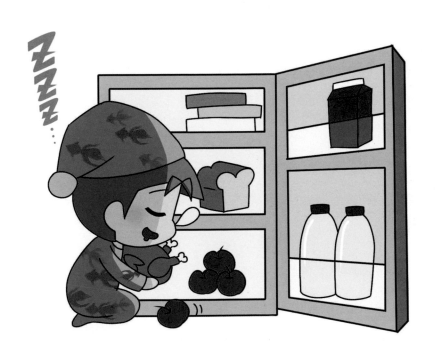

　　部分民眾服用安眠藥後可能會出現夢遊或夜食
情形，減藥或換藥即可改善。

熬夜

    家長常認為孩子晚上貪玩不想睡覺，隔天又因為懶惰不想上學編出許多藉口，完全沒想到這是一種睡眠問題。由於放假期間睡覺時間不固定、越來越晚睡，掌管睡眠的生理時鐘慢慢地產生改變，到了開學的時候，睡眠生理時鐘變得無法與上課作息時間同步，晚上睡不著、白天起不來（嗜睡）等睡眠障礙就隨之出現。在睡眠醫學裡，這是一種晝夜節律失調的問題，尤其是晚睡晚起的現象常見於青少年，主要是因為：

- **生理因素**：青少年褪黑激素分泌的時間點比兒童時期要來得晚，想睡覺的時間也就變得越來越晚，生理時鐘出現往後延遲的現象。

- **行為因素**：原本該就寢的時間，因過度從事上網、玩線上遊戲、上夜店跑趴等活動，讓人持續處在精神亢奮的狀態，甚至驅趕了睡意，到筋疲力盡想睡時，已經是東方魚肚白，日復一日，睡眠生理時鐘受到生活作息的影響而改變。

- **失眠**：由於睡眠生理時鐘被往後推，想睡的時間無法配合生活作息而產生的失眠現象。舉例來說，暑假玩

網路遊戲到凌晨四、五點才要準備睡覺，這時候身體沾上床可能不到五分鐘就呼呼大睡了。開學後，時鐘上的時間顯示深夜 12 點，得要上床睡覺，但躺在床上翻來覆去就是睡不著，以為自己得了失眠的毛病，其實是晝夜節律失調作祟。

- **嗜睡**：身體控制睡眠的生理時鐘主要是下視丘的神經核，它透過與松果體的聯繫來控制體內褪黑激素分泌的時間，生理時鐘有晚睡晚起傾向的年輕人，分泌量的高峰期會比一般人晚了好幾個小時，到了白天仍退不去濃濃的睡意，因此上半天的精神會比較差，坐在教室裡聽著台上的人口沫橫飛地講課，注意力卻不集中，不斷地「點頭如搗蒜」，但一到傍晚就精神煥發。

如何導正生理時鐘

最簡單的是「日出而作，定時起床。」生理時鐘的位移與大腦中的褪黑激素分泌有密切關連，想要用最自然的方法調整分泌的狀況，就要藉助太陽神的力量。睡覺時將臥室的窗簾打開一半，到了隔天早上讓太陽光自然透進來，慢慢地喚醒熟睡的大腦，起床後到戶外明亮的地方做個日光浴，約莫 30 分鐘，至少持續執行一個星期。

生理時鐘的穩定必須透過每日固定起床時間來維持，如果起床時間忽早忽晚，生理時鐘也會跟著忽前忽後，因此可以多準備幾個鬧鐘，讓自己每天在同一時間起床，到了週末也要按時起床，別小看兩天的補眠，這個舉動會讓好不容易穩定的生理時鐘又亂跑了。

　　晝夜節律失調就好比出國旅遊經歷時差問題一樣，可以藉由正確方法調整，但是需要給身體一些時間，慢慢地改變生理時鐘，遵守固定起床時間與光照的人，調整的速度也就越快，千萬不要讓睡眠問題成為開學的煩惱。

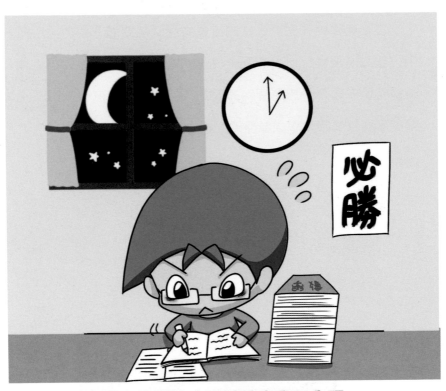

熬夜過久會導致生理時鐘紊亂而失眠。

醫院也瘋狂漫畫【熬夜失眠】

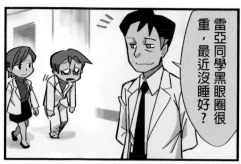

雷亞同學黑眼圈很重，最近沒睡好？

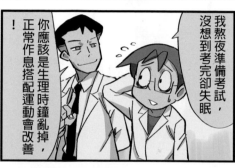

我熬夜準備考試，沒想到考完卻失眠！

你應該是生理時鐘亂掉，正常作息搭配運動會改善！

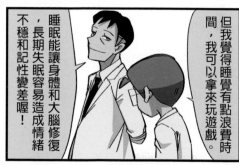

但我覺得睡覺有點浪費時間，我可以拿來玩遊戲。

睡眠能讓身體和大腦修復，長期失眠容易造成情緒不穩和記性變差喔！

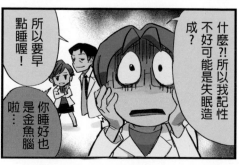

什麼?!所以我記性不好可能是失眠造成？

所以要早點睡喔！

你睡好也是金魚腦啦…

枕頭和床

睡眠品質跟床、枕頭和睡眠姿勢也有關，有的人起床後老是腰痠背痛，甚至受傷落枕，就要考慮睡覺的寢具和姿勢是否有待改進。

床如果太硬會造成腰部、腿部懸空，肌肉緊繃無法好好放鬆，脊椎重量也無法分擔。床太軟支撐力不足，身體下陷，呈現彎曲，肌肉也會緊繃。選擇軟硬適中的床墊，躺上去與脊椎的弧度配合，達到支撐分散體重的效果，就是最好的方式。

枕頭原則上要選足以支撐頸部、脖子，減少脊椎壓力的枕頭，躺上去時，枕頭邊緣要恰好能填滿頸部脖子凹的地方，幫忙支撐頸椎為原則。

另外，可以在膝蓋下方放一個小枕頭就可以讓下背部維持健康曲線，習慣向左右側睡者，把枕頭夾在膝蓋中間就能減緩背部疼痛，面部朝下者只要把枕頭放在腹部可以減輕身體負擔。

研究發現倒左側睡適合有胃酸逆流的患者，倒右側睡有助於降低血壓和心律。另一方面來說，左側睡的壞處是容易做噩夢；右側睡會影響孕婦供血給胎兒；仰睡容易磨牙；俯睡則是最差的姿勢，容易導致頭、頸部、肩膀和下背部受壓，加劇身

體不適。

在睡眠時平均會翻身 20 到 40 次，通常翻身都是從頭先轉、身體再轉，若家中枕頭太軟，會因為翻身不易導致壓力過度集中在頭部的某一側，進而影響睡眠品質。

以解剖學而言，人體的頸椎及腰椎為前凸弧形，胸椎和薦

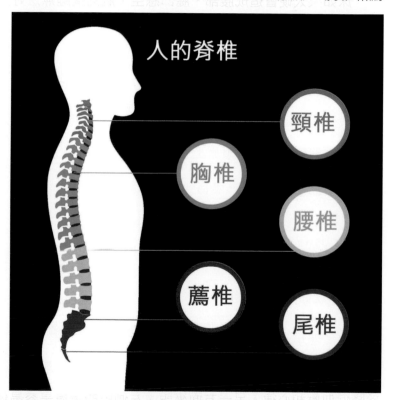

人的脊椎

頸椎

胸椎

腰椎

薦椎

尾椎

椎則成後凸弧形，形成自然雙 S 型曲線。

一般正常站立的情況下，脊椎承受壓力最小，但平躺時頸部和腰部為前凸曲線，會呈懸空狀態，需有支撐點，否則很容

易因為過度伸展而造成傷害。

枕頭和床是支撐脊椎的重要關鍵。特別是五十歲以上的人，容易長骨刺，加上頸椎韌帶變肥厚，如果頸部過度後仰，椎間盤一關閉，很容易壓迫神經，更需要維持正確的睡姿。有的人會抱怨睡覺睡到一半，突然感覺手麻腳麻，很多時候是因為枕頭太高。頸椎僵硬，也容易造成動脈血管壓迫，產生血壓上升及腦血管病變。

健康適合的枕頭可以維持頸部自然曲線，降低關節肌肉的壓力與張力，達到放鬆效果。有句成語「高枕無憂」，但事實上高枕並非無憂，高枕事實上有害。

- 枕頭過高，無法維持頸椎前凸弧度，加重頸椎負擔。

- 枕頭太低，下顎向上抬，以口呼吸，容易打呼。

- 不用枕頭，頸椎會過度伸展。

- 枕頭過軟，無法支撐頸部。

- 枕頭太硬，頸椎過度前凸，導致肩頸肌肉僵硬痠痛。

- 側臥時，一般枕頭容易壓迫頭頸部肌肉，建議用柔軟的大枕頭，中間用絲巾一綁，成蝴蝶狀枕，兩側可以支撐肩膀弧度，保有頸部曲線。

光線太亮

有些人怕黑、怕鬼或怕夜間視線不良，起床上廁所時怕會撞到東西或跌倒，睡覺時會習慣留個小夜燈或開燈睡，但其實會影響到睡眠品質造成失眠。因為夜晚燈光會讓人體褪黑激素分泌量減少，褪黑激素還有讓心跳速率減緩和血壓降低等作用。除此之外，睡眠中過亮的光線還會讓小孩生長激素分泌下降，造成長不高和免疫力下降等問題。

英國萊斯特大學（University of Leicester）和以色列海法大學（University of Haifa）合作的研究發現，讓兩群老鼠持續待在 12 小時的黑暗中，其中一群老鼠在黑暗中被突然開燈，持續 1 小時再關燈，另外一組都是處於黑暗之中。

結果顯示，在黑暗中突然接觸燈光的老鼠，其腦部松果體分泌的褪黑激素急速減少。因此研究人員認為夜間不僅不宜開燈睡覺，如果睡眠中要起床上廁所，也建議以昏黃或紅色燈光為優先（如小夜燈），亮度以看得清楚路以及不要跌倒為前提。

另外，國外研究也發現，老鼠如果夜間持續暴露在光線下，罹患憂鬱症的機率將會提高。

國際知名的權威科學研究期刊《自然（Nature）》，曾刊登美國賓州大學（University of Pennsylvania）的一篇研究，

研究針對 479 位 2 歲到 16 歲的幼童及青少年的調查中發現：

- 2 歲前若睡在黑暗的房間，長大後近視的比例是 10%。
- 2 歲前若睡在有小夜燈的房間，成長後的近視率是 34%。
- 2 歲前睡在亮著大燈的房間，長大後近視的比率更高達 55%。

這顯示雖然睡覺閉眼時，眼皮已提供了遮避光源的作用，但是因人工光源太亮，光線會穿透眼皮，瞳孔感覺受光，自律神經無法讓瞳孔放鬆得到休息，睫狀肌持續緊繃用力，增加近視風險，另外自律神經系統也會呈現緊繃狀態。

2016 年，美國史丹福大學（Stanford University）的神經學家墨利斯·奧哈延（Maurice Ohayon），用 8 年時間訪調全美大小城市的 1 萬 5863 人，詢問他們的睡眠情況，然後從氣象衛星，獲取全國各地夜間的燈光亮度指數。

研究結果顯示，住在夜裡漆黑，能聽到蟲鳴和看到星星的安靜鄉下和郊區的人，比那些住在夜晚燈火通明的大城市裡的人，睡眠時間少於六小時的可能性要低 6%。住在大城市裡的

人，感到疲憊或對睡眠品質不滿意比率達 29%，住在郊外的人只有 16%。另外大城市裡的人更容易在夜裡突然醒來的機率也比較高（大城市 19%、郊外 13%）。

住在有 50 萬人或以上大城市的人，比那些住在小城市、鄉下和郊區的人，在夜間接觸的燈光強度要高三倍到六倍。

奧哈延表示，如果更多研究證明夜間燈光確實會影響人們的睡眠，那麼人們在睡眠時至少要拉上百葉窗和使用眼罩遮光。

英國倫敦癌症研究協會（Institute of Cancer Research）研究指出，睡覺時臥房的光線如果太亮，會導致體重增加。

他們針對 11 萬 3000 名婦女進行調查，記錄她們晚上睡眠時臥室的光亮程度，並比較這些婦女 BMI、腰圍長，結果發現過胖的婦女，晚上睡眠時的臥房光線都過亮。

可能的原因是光線擾亂人體的睡眠、消化和代謝過程。不過，研究也強調需要更多證據才能確認這項假說。

夜晚輪班

在 2010 年的國際期刊《睡眠（Sleep）》中，英國華威大學（University of Warwick）蒐集來自英國、美國、歐洲和東亞國家的案例，研究約 150 萬人，分析 16 項睡眠和死亡有關的數據，發現若晚上睡眠少於 6 小時，早死的機率比睡滿 6-8 小時的人高出 12%。

另一個刊登在《臨床內分泌與代謝（Journal of Clinical Endocrinology & Metabolism）》的論文，是由荷蘭萊頓大學（Leiden University）研究團隊發表，研究結果指出睡眠不足會影響胰島素的敏感性，即使只有一晚睡不好，胰島素敏感性就會降低 19-25%，因此懷疑睡眠品質不佳，也可能會增加糖尿病風險。

很多人的工作是值夜班或輪調 3 班，目前醫學研究認為，輪 3 班的人最好是每 10 天一輪，從早班 10 天、中班 10 天，再換晚班 10 天，慢慢往後調整的順序，比較能讓身體適應，影響較小。每天最好能運動 30 分鐘，有助於調節日夜週期和身心平衡。

工作夜間值班者，最好也把作息調整為日夜顛倒的狀態，不要明明是半夜上班，早上下班後，不回家好好休息，還跑出

去玩或交際應酬，長期下來對健康不好。另外白天下班回家睡覺，一定要用窗簾讓室內完全黑暗，維持睡眠品質。

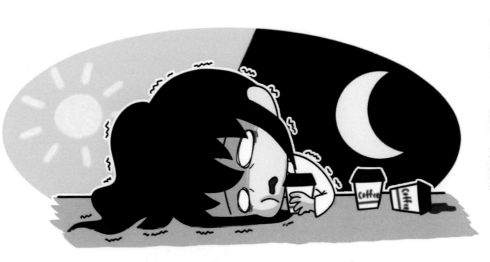

　　醫師、護理師或藥師因為工作關係有時候會輪班，導致生理時鐘亂掉。

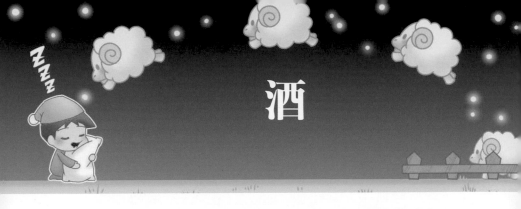

酒

酒（Alcohol）在人類歷史中淵遠流長，從古時候到現在，一直都跟人的生活密不可分。酒的成分主要是乙醇，多由水果或穀類發酵而成，在人體內的代謝主要由肝臟負責，因此酒如果喝過量了會傷肝。

在藥物還不發達的古代，許多騷人墨客或文人雅士，懷才不遇時總是「舉杯邀明月」，藉由酒精來消除心中煩悶，或是喝酒麻痺自己或希望藉此助眠。到了現代，仍有許多人在失眠的時候會藉喝助眠，但其實飲酒助眠是弊多於利，長期反而會對睡眠造成不良影響，由於飲酒的人口很多，因此我將酒精特別獨立一個章節來詳細講解。

酒精助眠機轉

酒類能夠助眠的原因，其實是因為酒跟安眠鎮定藥物性質相似，都作用在人體的 $GABA_A$ 受器，只是作用在 $GABA_A$ 受器不同的次單位上，因此酒跟安眠鎮定藥物一樣，有緩解焦慮以及誘導睡眠的效果。

【補充】：GABA$_A$ 受器是人體中的離子型受器，用來調節人體內各種神經傳導物質。

但也因為都作用在 GABA$_A$ 受器上，酒類和大部分的安眠鎮定藥物都會彼此影響。長期酗酒的人，往往對安眠鎮定藥物的反應都不好，原因是酒精會和安眠鎮定藥物彼此產生交叉耐受性（Cross tolerance）以及交叉依賴性（Cross dependence）的現象。而安眠鎮定藥物如果合併酒精使用，其造成死亡的風險也會提高，因此服用安眠鎮定藥物時千萬不能喝酒。

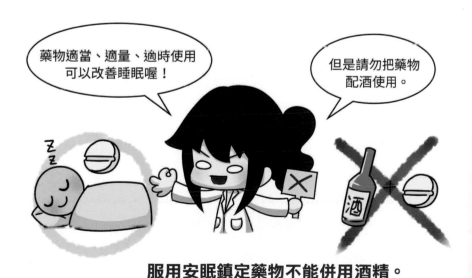

服用安眠鎮定藥物不能併用酒精。

酒對睡眠不好

有的人會在睡前喝點酒，希望能幫助睡眠。但事實上，酒精雖然可以誘導進入睡眠週期，但是它也會改變睡眠週期的結構。每個人對酒精的承受力不一樣，有的人只需喝一點酒便達到放鬆助眠的效果，但有的人卻需要喝很多才有反應，因此藉酒助眠，只能收一時之效，絕非長久之計，如果演變成酗酒，反而得不償失。

因此失眠的人，建議在上床前 4 小時內不宜飲酒。睡眠正常的人，如果在用餐時喝點紅酒，在體內的持續時間通常不會太長，不一定會對睡眠產生不良影響。

總而言之，酒精對睡眠是「弊大於利」。過去研究顯示，酒精雖然可以讓人更快入睡，縮短睡眠等待期，但它卻造成更多的問題，包括了：

- 降低了快速動眼期的睡眠品質。

- 淺睡期增加。

- 深睡期減少。

- 中途醒來次數變多，使睡眠斷斷續續。

- 降低整體的睡眠品質。

- 抑制呼吸、惡化睡眠呼吸中止症。

另外酒精會抑制呼吸的效果，甚至會誘發睡眠呼吸中止症，讓你整夜不斷暫停呼吸，降低血氧含量，增加心血管風險（高血壓或中風）。

除此之外，長期飲酒對肝臟造成傷害，不管是肝指數升高、脂肪肝、肝硬化、肝纖維化，或甚至肝癌，可說是壞處多多。

反彈

多數對於酒精及睡眠的研究，都顯示一般人大概是在血液中酒精濃度最高時想睡覺，從這時開始起算，大約 4-5 小時後酒精會被代謝掉大部分，而一般人睡眠總長度約 6-8 小時，所以一個喝酒的人的睡眠，大致可以分成前後兩部分來看：前半夜的時候，酒精加快了入睡速度，也減少了快速動眼期（作夢睡眠期），但到了後半夜的時候，因為酒精代謝得差不多了（不夠力了），剛剛發揮的效果不但會消失，還會相反地加倍要回去，這就叫反彈，包括深睡期大大減少、快速動眼期及淺眠期（第 1 期）大大增加，淺眠到嚴重的程度，甚至會直接中斷醒來。所以一般而言，喝酒助眠的人，長期而言睡眠都會比較短、比較片斷。

如果每天都喝酒助眠的患者，有一天突然停酒，又沒有用

鎮靜類的藥物替代，上述的反彈效果甚至會充斥一整個晚上，快速動眼期更大量地出現、深睡期更大量地減少，結果患者會說，一整晚都感覺半夢半醒，睡了好像根本完全沒睡一樣，通常有過這種經驗的患者，很快就會再度喝酒，結果漸漸就必須每天靠酒才能睡覺。

耐受性

一般人喝酒，剛開始可能一罐啤酒就醉了，慢慢喝慢慢練習，漸漸地酒量變好了，五罐啤酒下去也不會醉，必須使用越來越高的量才能維持同樣效果，這都是耐受性的表現。

有研究顯示，連續給患者喝酒助眠，最快只要短短 3 天，上面提到的酒精對於睡眠的正面效果就會開始變差。結果，為了要達到同樣效果，很多人就會開始增加酒量，慢慢就從睡眠問題變成酒癮問題。

惡性循環

因為失眠而飲酒的患者，到後面反而往往會變成期慢性失眠，失眠後又只好靠喝酒助眠，會成一種惡性循環。除此之外，長期酗酒也很容易併發其他心智疾病，像是焦慮症、憂鬱症、恐慌症、情緒起伏大或暴力傾向等，如果不同時治療這些疾病，

酒癮和失眠的問題也難以全面改善。

部分提神飲料也有酒

　　「保力達 B」和「維士比」是很多勞工朋友喜愛的提神飲料。但其實這兩種飲品的酒精濃度都高達約 10%，已經是一般啤酒的兩倍多，喝了之後去開車或工作會相當危險。過去因中央衛生主管機關認定兩者是藥品的酒類製劑，不以酒類管理。因此保力達 B 和維士比是以「藥物」視之，適用於藥事法。但消基會認為應將保力達 B 和維士比一併適用於「菸酒類產品」標示規範，以免產生危害。

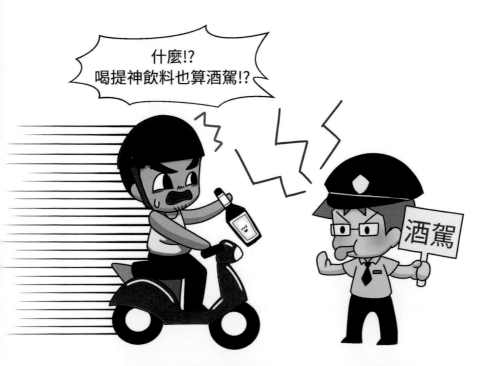

部分提神飲料裡面含有酒精，喝了上路就是酒駕。

不容易醉的人，吃安眠藥也不易睡？

我們會發現，通常喝酒不容易醉的民眾，服用安眠鎮定藥物的效果也不好，其實學理上是有所根據的。

因為酒精與安眠鎮定藥物都是作用在人體內的 $GABA_A$ 受器上，但作用的位置有所差異，而兩者之間彼此有「交叉型耐受性（Cross tolerance）」的特性。也就是對酒精有耐受性的民眾，通常對於安眠鎮定藥物也有耐受性。反之已經對安眠鎮定藥物有耐受性的民眾，通常喝酒也不容易醉。

以長期酗酒的民眾為例，因為酒精會破壞睡眠週期結構，所以他們常有失眠的困擾。但由於酒精和安眠鎮定藥物會彼此造成交叉耐受性，所以他們服用安眠鎮定藥物的效果通常都不好。

部分民眾有時為了想好好的睡，常會私底下多喝一點酒，殊不知酒喝得越多，藥物的效果就越差，反而會睡得更不好，很容易變成一種惡性循環。況且藥物搭配酒精服用，對於肝臟來說是很沉重的負擔，還會讓藥物的副作用變得更明顯。

所以酒量很好的民眾，醫師可以預期安眠鎮定藥物對他的效果會「大打折扣」，並且也要小心藥物濫用或依賴的可能性。

酒精戒斷症狀

長期喝酒的民眾若驟然減少飲酒或停止飲酒，可能會出現酒精戒斷症狀（Alcohol withdrawal symptoms）。睡眠前飲酒的戒斷症狀會造成睡眠品質下降。

一般來說，酒精戒斷症最快可發生於停用後 6 小時，症狀可持續 3 天。而戒斷症狀因人而異，不一定會依序出現，也不一定都會出現，比方說有的人可能會直接發生癲癇。下方表格為酒精戒斷症狀在不同階段的常見表現：

減少或停用後（小時）	可能臨床表徵
6~8	自主神經過度活躍：焦慮、震顫、心跳過速、嘔吐、噁心、失眠、出汗等症狀。
8~12	精神症狀：如幻覺。
12~24	約 4% 個案會產生癲癇，以大發作（GTC）為主。
24~72	約 5% 個案會產生震顫性譫妄（Delirium tremens），症狀包括：昏亂、錯覺、幻覺、激躁、心跳過速、體溫過高等症狀。若不治療，死亡率高達 25%。

通常戒斷症狀是短期並且可逆的，但如果酒癮的嚴重性越高，戒斷症狀也會更嚴重，最嚴重的甚至可能會死亡。因此嚴重酗酒者如要戒酒，通常會建議逐漸慢慢減量，而不是一下突然全部不喝，避免出現嚴重的戒斷症狀，這樣戒酒才比較容易成功，也比較安全。而如果出現嚴重的戒斷症狀，建議尋求專業醫師求助，可以服用適當藥物緩解改善戒斷症狀。

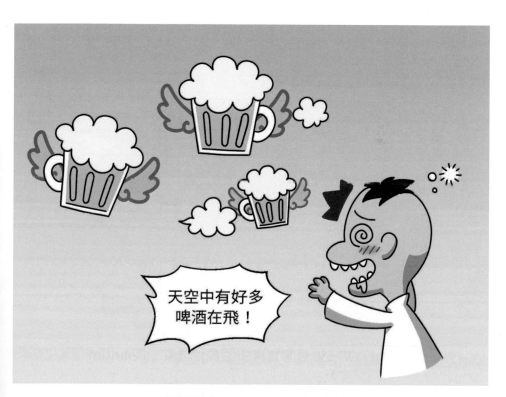

酒精戒斷症狀包括可能會出現幻覺。

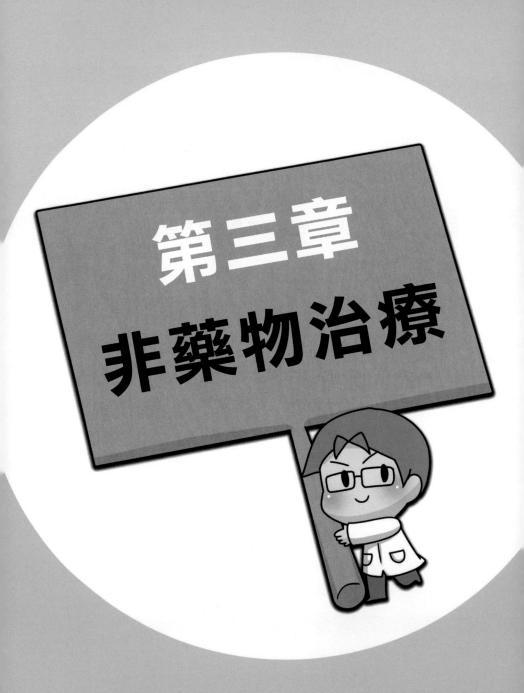

第三章

非藥物治療

治療失眠，首要之務是判斷是否有其他潛在疾病或原因。如果有，應該以先找出並改善失眠原因。一般會先採用學習失眠知識與生活認知調整來嘗試改善失眠，但如果失眠仍是持續或惡化時，可以尋求醫療人員診療協助，考慮接受藥物治療或心理治療。研究指出，失眠患者同時接受藥物和心理治療的效果是最好的。等到失眠狀況慢慢改善後，可以逐漸減少藥物，保持維持良好生活習慣和心理治療，直到不再為失眠困擾為止。

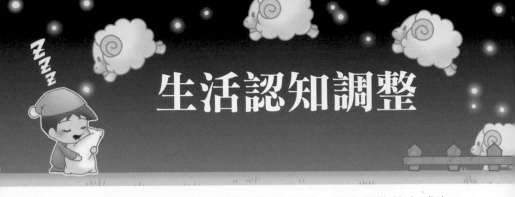

生活認知調整

　　若失眠沒有很嚴重，民眾可以先嘗試一些非藥物的方式來

改善失眠，包括：

- **睡眠衛教**

- **呼吸訓練**

- **放鬆訓練**

  - 一般放鬆

  - 漸進式肌肉放鬆

  - 簡短版漸進式肌肉放鬆

- **睡眠限制法**

- **分散注意力**

  - 運動

  - 重新聚焦外在事物

  - 轉向內在心智活動

- **改變對失眠的錯誤認知**

- **心理治療**

睡眠衛教

　　良好的睡眠衛生習慣，是由「刺激控制」與「限制睡眠」所衍生的，譬如：

- 避免睡前激烈活動或過度用腦活動。

- 不要在床上看書、玩手機、追劇或看電視。

- 傍晚後避免吸菸、喝酒、喝可樂或咖啡。

- 在床上超過一小時還無法入睡的話可以起床放鬆。

- 不管前一晚睡得好不好，都盡量在固定時間起床。

- 正常人睡眠時間為 6~8 小時，隨年紀增加本來就會慢慢減少，年長者不用因為睡眠變短而過度焦慮。

- 盡量養成固定時間的睡眠習慣。

- 營造一個安靜舒適的睡眠環境，減少不必要的干擾因子。像是睡覺時關燈和關手機，房間溫度及濕度適中等。

- 睡前避免擔心及煩惱，若是擔心隔天遺忘事情，可以將其預先規劃寫下。

- 盡量規律運動，然而在睡前四小時內不要過度劇烈運動，部分人可能會交感神經過度活化而失眠。

- 失眠的民眾應避免在白天睡覺。而沒有失眠困擾的人，如果原本就有午睡習慣的話，並不一定要改變。

- 睡前泡個熱水澡，不能泡澡的時候也可以用熱水泡腳，都有助於睡眠。

- 躺在床上時可以閉目做腹式呼吸。

- 對於焦慮或壓力型失眠的患者來說，服用改善情緒壓力的藥物，效果會比單純只吃安眠藥還要好。

呼吸訓練

良好適當的呼吸訓練，有助於放鬆和降低壓力，對於睡眠有所幫助。反過來看，有些呼吸方式是對身心有害的，大家最常見的就是「過度換氣（Hyperventilation）」。

避免過度換氣

過度換氣通常是因為急性焦慮所引起的身心反應。發作的時候個案會不自主加快呼吸、快而淺，可能會出現肌肉僵硬、身體麻木或刺痛、頭暈頭痛、胸悶胸痛、心跳加快、臉色蒼白和手腳冰冷等症狀。通常患者愈不舒服或愈緊張的時候，反而會使症狀惡化，嚴重的個案甚至會誘發恐慌發作或昏倒，也有部分民眾因此被送去醫院急診。

生理反應部分，過度換氣常會吸入過多氧氣，排出過多二氧化碳，導致體內呼吸性鹼中毒。而情緒、壓力、藥物、茶、酒精及咖啡都有可能會引發過度換氣。

過度換氣通常只要情緒逐漸緩和，讓呼吸放慢，通常 5 到 10 分鐘症狀就能緩和，嚴重時才需要送醫治療。

有些人改善過度換氣的方式，是用一個乾淨的紙袋或塑膠袋，請個案套住口鼻，在袋裡呼吸，不久過度換氣的症狀會逐

漸改善。改善的原理是因為在封閉的袋中呼吸，吐出的二氧化碳會在袋中逐漸累積，個案就會吸到自己吐出的二氧化碳，因此體內的代謝會逐漸回到平衡。但用袋子呼吸要小心窒息的危險性，若旁邊沒人陪伴盡量不要用這方法。部分醫護人員建議最保險安全的方式是放鬆心情與腹式呼吸。

腹式呼吸

　　很多人都聽過腹式呼吸，歌手或聲樂的表演者對於腹式呼吸更是要瞭若指掌。甚至連嬰兒剛出生時的啼哭，如果你仔細觀察，腹部也會劇烈起伏。腹式呼吸其實是最健康的呼吸法，只是等到逐漸長大後，一般人的生活習慣只用肺的上半部來呼吸也就夠用了，因此肺活量愈來愈小，也越來越不健康。但實際上，腹式呼吸用得好，能夠改善焦慮，甚至可以預防恐慌症發作。

　　在學腹式呼吸之前，先要學會呼氣與吐氣。古人當初創造「呼吸」一詞，實乃博大精深，「呼」在「吸」前，有其道理。因為在學吸氣以前，要先學如何呼氣，因為這樣才能讓空氣自然流入肺部，所以學習有效將空氣吐光，就是學習的第一個項目。

試試看在你認為吐完氣了之後憋住氣，然後再用口用力吐氣，此時你的腹部一定會凹下，再憋住氣，再吐一次氣，當你覺得腹部已經縮到不行時，這時才快要把氣吐光。由於天生的求生本能，之後的吸氣會自然且大量的流入肺部，吸氣自然完成，但腹式呼吸並不是這麼用力吐光所有的氣，而是一開始藉由這方法，可以讓民眾體會吐光氣和吸飽氣時的感覺。

　　腹式呼吸的吸氣，要持續吸到不能再吸為止，腹部也會因此膨脹。為了確保吸氣時腹部膨脹，可以將手置於腹部檢測，之後的吐氣要「慢且長」，不中斷，也是吐到不能再吐為止。在下次的吸氣一樣吸到不能再吸為止，如此反覆練習。

　　剛開始練習的時候，以躺著練習會比較明顯感受到腹部的變化。如果是站著練習的時候，有些人吸氣時容易擴胸或聳肩，藉此讓肺部擴大，這樣腹式呼吸的效果會打折扣，因此應該盡量避免在吸氣的時候聳肩。

　　一開始的練習步驟如下：

1. 平躺、身體放鬆，呼吸調勻，手部放在腹部上。

2. 吸氣。

3. 慢慢吐氣，直到感覺腹部已經緊縮了為止。

4. 張開口鼻將氣吸入，吸飽氣後腹部會膨脹，此時應感覺到手被腹部推起。

5. 再慢慢吐氣，直到感覺腹部緊縮，如此循環。

6. 等到熟練之後，一開始不一定要先用「反覆吐氣」開始，而是直接吸氣也可以達到腹式吸氣的效果。

至於如何確認自己的腹式呼吸是正確的呢？以下幾點可以參考。

· 吸氣時不聳肩或擴胸。

· 腹部的擴張時間點應該比胸部早，而且擴張幅度更大。

· 不快速深呼吸。

· 吐氣要緩慢且悠長。

· 做完後覺得很舒服。

放鬆訓練

　　放鬆訓練的原理是學會一次放鬆身體一個部位的肌肉。一開始先從臉部肌肉開始，先緊繃肌肉幾秒鐘，然後放鬆，如此反覆循序漸進，建議的順序是臉部、下巴、脖子、上臂、下臂、手指、胸部、腹部、臀部、大腿、小腿、腳掌、腳趾，最後到全身放鬆為止。經由放鬆訓練，可以消除睡眠時的焦慮，並幫助入睡。這個過程反覆進行，最長可以到 30 分鐘。

　　我們在焦慮緊張時，容易出現肌肉緊繃、頭痛、肩頸痠痛、胸口悶和腰痠背痛等症狀。當這些不適症狀出現時可能會讓我們更緊張，形成一種惡性循環。所以當我們在焦慮時可以利用放鬆訓練來打斷這惡性循環。

　　放鬆訓練又可以分成：

- **一般放鬆**

- **漸進式肌肉放鬆**

- **簡短版的漸進式肌肉放鬆**

一般放鬆

　　每天最好利用一、兩個固定時段練習。選擇一個安靜沒有干擾的地方，穿著盡量寬鬆舒適。心境維持平和，順其自然。一開始最好躺在床上，用鼻子呼吸配合腹式呼吸訓練，感覺全身肌肉呈現放鬆漂浮的狀態，可以搭配想像自己在藍天白雲中漂浮等思考意境。

漸進式肌肉放鬆

　　漸進式肌肉放鬆（Progressive muscle relaxation），在1930年代，由艾文·雅各布森（Edmund Jacobson）醫師所發明。主要方式為依序聚焦在身體的特定肌肉群，利用緊繃-放鬆的方式，以達到深度放鬆的狀態。此法還能讓人體會到自己肌肉由緊繃到放鬆時的差異與過程。

　　練習的訣竅在於先繃緊肌肉，但是不要過度用力造成肌肉拉傷，集中注意力在肌肉緊繃的感覺，維持約五秒後，然後緩慢鬆開肌肉，直到完全放鬆為止，體會由緊繃轉為放鬆的感覺與過程。在進行漸進式肌肉放鬆的同時，呼吸盡量規律且緩慢，可以讓放鬆效果更好。

　　漸進式肌肉放鬆的步驟以及細節有許多不同的方式，以下

舉其中一種方式供大家參考：

1. 腳趾下弓：用力把腳趾往腳底板彎起形成弓形，維持約五秒（可以在心中默數）後慢慢放鬆，如此反覆六次。

2. 腳趾上弓：用力把腳趾往上彎形成弓形，你會感受到自己小腿的肌肉被拉直，維持緊繃狀態約五秒後逐漸放鬆，如此反覆六次。

3. 背部：躺著的時候，利用頭部和肢體用力撐起身體，讓身體離開床平面，形成一個拱型，維持緊繃狀態約五秒後逐漸放鬆，如此反覆六次。要注意的是，肩頸及背部疼痛者避免這麼做，放鬆時也要注意回到平面的過程要緩慢，不宜過度激烈以免撞到。

4. 肩部：用力聳起肩膀，維持緊繃狀態約五秒後逐漸放鬆，如此反覆六次。

5. 頸部：將頭部用力往後仰，用全力聳起肩膀，維持緊繃狀態約五秒後逐漸放鬆，如此反覆六次。注意練習的時候不要跌倒，頸部有受傷的人也不宜使用。

6. 手部：用力水平展開、拉直雙臂和雙手，維持緊繃狀態約五秒後，自然放下手臂放鬆，如此反覆六次。

7. 拳頭：用力握緊拳頭，用全力聳起肩膀，維持緊繃狀態約七秒後逐漸放鬆，如此反覆六次。

8. 眉毛：用力挑高眉毛，維持緊繃狀態約五秒後逐漸放鬆，如此反覆六次。

9. 眼部：用力閉起眼睛，維持緊繃狀態約五秒後逐漸放鬆，如此反覆六次。

10. 下巴：用力張開嘴巴，維持緊繃狀態約五秒後逐漸放鬆（跟打哈欠有些類似），如此反覆六次。下巴容易脫臼者不宜使用。

　　在練習的過程中，不一定要全部肌肉群都照順序放鬆，如果有哪部分的肌肉不容易放鬆，可以就該特定肌肉反覆練習。在做的過程中可以聯想讓人寧靜或是愉悅的事情，做完之後建議做幾個深呼吸、伸伸懶腰之後再離開，不建議倉促離開。一般建議一天至少做兩次，在戶外空氣清新的地方做也有相當不錯的效果。

簡短版漸進式肌肉放鬆

1970 年，由赫爾伯特·本森（Herbert Benson）醫師率先應用簡短版漸進式肌肉放鬆（Abbreviated progressive muscle relaxation），其特點是跳過原來漸進式肌肉放鬆中緊繃的部分，直接進入有系統地放鬆各肌肉群的部分。也有部分研究發現，簡短版漸進式肌肉放鬆可以降低人體唾液中的可體松（Cortisol，俗稱壓力荷爾蒙）、減緩心跳、降低焦慮和增強人體免疫系統。

簡短版漸進式肌肉放鬆不一定要躺下來、也不一定要在特定地方才能進行，幾乎隨時都可以做，也因此受到不少人青睞。

要進行簡短版漸進式肌肉放鬆，通常要有一個能快速讓心靈寧靜的方法，有點類似自我催眠或是神經語言學（Neuro-linguistic programming，簡稱 NLP）中的心錨。利用一個簡單的聲音（如聽到「寧靜」兩字）、影像（如見到廣闊的大海）、或事物（如一個小飾品），讓自己能夠快速地進入一個心靈平靜的境界。等到進入這個境界後，就可以直接進入閉眼冥想、呼吸放鬆，以及全身放鬆的狀態。一般時間長度約 5 分鐘到 30 分鐘不等，相當便利。但是簡短版漸進式肌肉放鬆是不是一定比漸進式肌肉放鬆好，這就見仁見智了。

睡眠限制法

很多人即使睡著了，也不像以往睡得那麼香甜，睡眠斷斷續續、品質不佳。針對這種睡眠效率不佳的情形，可以考慮使用「睡眠限制」法。睡眠限制法雖然一開始很痛苦，但循序漸進後可以改善睡眠效率和品質。

許多失眠的人會因為晚上躺很久才能入眠，而試圖提早上床睡覺來補償睡不著的部分，或是在白天睡覺補眠，這其實會讓晚上的睡眠品質受到不良影響。

根據睡眠恆定理論，人的睡眠總量通常維持在一個固定量左右，比方說如果你一天需要七個小時的睡眠，躺在床上正好七個小時，那睡眠品質就會剛好。但如果你躺在床上十個小時，那麼你可能會睡到差不多七小時就醒，醒了卻不下床，在床上翻來覆去，這樣睡眠品質和睡眠效率反而會變差。結果主觀誤認為自己睡不好或睡不夠，隔天花更多時間躺床想補眠，不僅會讓睡眠品質下降，還會產生躺床不容易睡著的壞習慣和自我不良暗示。這些狀況其實都可靠睡眠限制來嘗試改善。

「睡眠限制法（Sleep restriction therapy）」是藉由限制失眠者躺在床上的時間，使失眠者在床上真正睡著的「睡眠效率（Sleep efficiency）」增加。

$$\text{睡眠效率} = \frac{\text{真正睡眠時數}}{\text{總躺床時間}} \times 100\%$$

睡眠限制法有兩個重點：

1. 不管前一天多晚睡，都要限制早上幾點後就準時起床，才不會讓睡眠週期亂掉。

2. 假如睡眠效率很差（比方說躺在床上 8 小時，事實上只有睡 4 小時），那就不妨縮短躺床時間（譬如比原來晚 30 分鐘才上床睡覺），這樣反而會逐漸提升睡眠效率，讓睡眠品質更好。

參考步驟

1. 記錄 1-2 週的睡眠日記，由睡眠日記中計算原來的睡眠效率。

2. 若發現自己睡眠效率低於 85%（年長者標準放寬至 80%），建議開始躺床時間要縮短 15-30 分鐘，減少躺在床上但沒睡著的時間。如果是有入睡困難的話，

就延後躺床時間；而如果是容易醒來，那就提早起床。千萬不能因睡眠不足就白天補眠或午睡，這樣才能發揮最大的治療成效（一般建議最低躺床時間為四個半小時）。

3. 慢慢減少躺床時間，最後讓睡眠效率達到 85-90% 以上，就改善了睡眠效率，可以看狀況反過來增加睡眠時間 15-30 分鐘，之後持續用這方法調整睡眠躺床時間，以找到最合適自己的睡覺模式。

轉移注意力

因焦慮而失眠的民眾，常會因為「擔心失眠」而更緊張，更緊張後又更失眠，陷入無限的惡性循環當中。除了前面章節所提到過的呼吸、肌肉放鬆以外，分散注意力是另外一個不錯的方法，但也要注意，分散注意力是讓我們有時間喘息、重新汲取內在心智力量來改善生活品質，若只是利用分散注意力的方式來逃避而不好好解決問題所在，那反而是本末倒置。

分散注意力通常有幾種方式：

1. **運動。**

2. **重新聚焦外在事物。**

3. **轉向內在心智活動。**

運動

運動是促進身心健康的好方法，舉凡激烈的打球、跑步、登山、游泳，到輕鬆的散步都可以算是運動。

運動不僅可以強健體魄、增加肺活量，還能刺激體內腦內啡（Endorphin）的生成。腦內啡是人體天然的荷爾蒙，可以讓人感到欣快愉悅，改善焦慮與憂鬱。

以改善焦慮和憂鬱來講，一般認為有下列幾點特色的運動

效果更好：

- 有氧運動（Aerobic exercise）會比無氧運動（Anaerobic exercise）還好：有氧運動是改善心肺耐力的運動方式，利用長時間、強度適中、有節奏、消耗大量氧氣、提高呼吸與心跳數的運動方式。而無氧運動因運動方式強力且短暫，大部分能量來源為無氧代謝，容易產生氧債，堆積乳酸。常見的有氧運動包括了健行、跑步、游泳、騎自行車和舞蹈。

- 每週規律運動會比不規律運動好，比方說每週固定運動三到五次。

- 每次運動至少 20 分鐘以上。

- 每次運動過程中，建議可以達到自己的最大心跳[注]的 75%，至少持續十分鐘。比方說最大心跳如果是 200，希望運動過程中心跳可以達到每分鐘 150 次。

【補充】：每分鐘最大心跳（Maximum heart rate）的算法是「220 －年齡」，比方說一位 20 歲的男性，最大心跳可以估算為 220-20=200，所以如果年齡越大，最大心跳就比較低。

重新聚焦外在事物

在面對會引起焦慮的事物或情境時，若無法馬上利用呼吸或肌肉放鬆的方式來緩解焦慮，但又無法移除那些討厭的事物時，將自己的注意力短暫的轉移到自己感興趣的周遭事物上，是個暫時讓焦慮不要節節升高的方法。

比方說有懼高症的人，到了高處可以把注意力放在其他不會讓自己注意到身在高處的事物上；如果是跟容易引起焦慮的人用餐時，可以把注意力放在他的穿著、隔壁桌的談話、室內的裝潢擺設、店內的音樂或服務生的動向等。

轉向內在心智活動

比起重新聚焦在外在事物，轉向內在心智活動是個更高明的方式。我們常說的「上課做白日夢」，就是因上課感覺太無聊，進而自動轉向到內在心智活動的範例。

通常當自己壓力大的時候，可以利用一些語句、意念或儀式，讓自己的心智意念飛馳，感覺身在另外一個時空場景，本來的焦慮可能就會降低。有的人會朗誦詩句、有的人會看一張照片、有的人會回想一段美好的回憶，每個人擅長的心智活動都不一樣。好的轉向內在心智活動應該是要給予自己正面的心智力量，若只是用在上課做白日夢就有點可惜。

改變對睡眠的錯誤認知

錯誤認知 1：睡越長越好

許多人都認為睡眠的時間越長對人體的好處就越多，其實不然。一般來說，一個健康的成年人每天保證 7 個小時左右的睡眠就足夠了。而且人與人之間存在著個體差異，每個人所需要的睡眠時間也有所區別。判斷一個人睡眠的好壞，不能單看其睡眠的時間，還應看其睡眠的質量和睡眠是否有規律。過長時間的睡眠反而會給人體帶來損害。

臨床研究發現，一個健康的成年人若每天的睡眠超過 10 個小時，其反應能力和心血管功能反而會下降。因此，人們在日常生活中應多注意睡眠的質量，做到睡眠有規律，不要覺得睡眠的時間一定是越長越好。

錯誤認知 2：做夢不好

很多人都認為做夢有害，會讓人不能好好休息，這種觀點是不對的。做夢其實是人正常的生理現象，每個正常人在睡眠的過程中都會做夢。一般正常來說，八小時的睡眠可以做夢 4 次，只是大部分醒來都會忘記，這是正常的。但若一個人經常做噩夢或做夢的次數太多（比方說作夢十幾次），並影響到睡

眠品質以及白天精神狀態，就應尋求醫療協助。

錯誤認知 3：喝酒能助眠

傳統觀念認為，酒有幫助睡眠的作用。因此許多人喜歡在睡覺前喝點酒，認為這樣可使人很快入睡。雖然酒精可以協助放鬆和幫助入睡，但事實上會讓睡眠變淺和容易中斷，加上長期飲酒，會產生耐受性和依賴性，不僅越喝越沒效，還可能會影響到肝功能。因此，人們在睡覺前盡量不要喝酒，若有失眠困擾，建議就醫診療。

錯誤認知 4：睡前激烈運動能改善睡眠

規律運動能讓人身心健康和改善睡眠。少數人認為在睡前做劇烈運動能改善睡眠品質。但事實上，睡前劇烈運動可能會讓大腦過度興奮，若運動完沒有進行適當放鬆步驟，讓身心狀態恢復平靜，反而會更難入睡。

錯誤認知 5：一定要睡滿八小時

「昨天沒睡好，所以今天要早點睡」、「每天一定要睡滿 8 小時才夠」這些想法都是常見的錯誤認知。睡眠需求因人而

異，每天 5-9 個小時範圍內都可能是正常表現，即使每天只睡六個鐘頭，但睡醒神清氣爽、精神飽滿，這也不算失眠。

如果要求自己一定要每天睡滿 8 小時，這種僵化想法反而會增添心理壓力，容易造成睡眠品質變差。

錯誤認知 6：床上看書或滑手機幫助睡眠

應該要確定關燈睡覺時才上床，平常不應該在床上看書、玩手機或看電視。這些會破壞睡眠習慣，可能會造成日後一到床上躺，精神卻反而變好的情形。

心理治療

「睡得好不好，想法很重要。」

睡眠的心理治療其實涵蓋了許多非藥物性的治療方式，像是睡眠衛教、睡眠限制、認知行為治療和改變對睡眠的錯誤認知等。心理治療是由專業的精神科醫師或心理師來診療，對患者做詳細且深度的評估及診療，簡單說就是「一對一專人指導」，少部分醫療單位還有生理監測回饋儀器可以一起協助治療。

這好比民眾想健身一樣，民眾可以嘗試自己在家運動練看看，如果感覺健身效果不佳，再考慮到健身房請專屬教練一對一指導來改善。

心理治療也類似，有些我們可以自己看書學習（像是正確睡眠衛教、腹式呼吸或放鬆訓練），但如果有專業人士提供協助效果往往會更好。心理治療雖然需要耗費較長的時間（通常要幾個月）及較多的金錢，但是可以減少藥物依賴的風險，效果也較為持久。

在台灣，大多數精神科診所的心理治療屬於自費項目，但在一些醫學中心精神科、精神專科醫院或是有跟政府專案計畫合作的精神科診所，可以申報健保的心理治療。

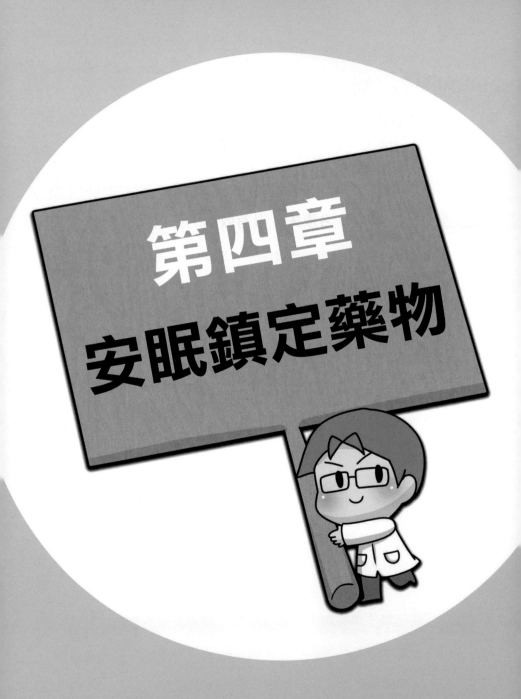

第四章
安眠鎮定藥物

藥物是治療失眠很有效率的好幫手，但藥物本身也是有利有弊，並不是吃越重越好，而是應該「適時、適性、適量」才正確。

　　本章節講解治療失眠常見的安眠鎮定藥物相關知識，讓大家有更多瞭解。

安眠鎮定藥物

- 苯二氮平類藥物（BZD）
- 非苯二氮平類藥物（Non-BZD）

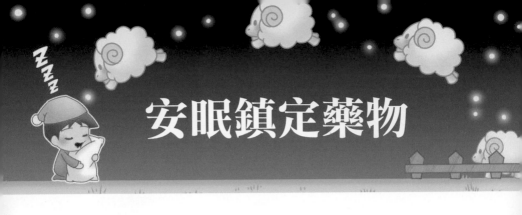

安眠鎮定藥物

歷史沿革

　　助眠藥物在人類歷史中淵遠流長，由早期的酒類、鴉片、罌粟花、迷幻藥到 19 世紀的氯乙醛，都可廣泛地視為其發展歷程，但上述物質不是毒性大就是容易上癮，很難於醫學上妥善利用。

　　直到 1864 年，德國的 Adolf von Baeyer 學者研發出巴比妥酸鹽類藥物（Barbiturate），才算有了正式的安眠鎮定藥物問世。但由於巴比妥酸鹽類藥物仍有成癮性高、治療區間狹窄（Narrow therapeutic index），以及容易有致命副作用等問題，在後來逐漸被淘汰。

　　1955 年，瑞士學者李奧．史丹貝克（Leo Sternbach）研發出嶄新的安眠鎮定藥物，就是苯二氮平類藥物（Benzodiazepines; 簡稱 BZD），是重要的醫學里程碑。

　　1960 年，李奧．史丹貝克合成的史上第一種 BZD 藥物 -chlordiazepoxide（商品名：Librium／利眠寧）正式上

市。其良好的效果以及低風險的特性轟動世界，讓學者爭先恐後地研究 BZD 藥物這塊「新大陸」，之後陸陸續續研發出許多種 BZD 藥物，從此開啟了 BZD 藥物的新時代。現在除了麻醉時會用到少數巴比妥酸鹽藥物外，安眠鎮定藥物的市場幾乎被 BZD 藥物所獨佔，因此臨床上常會以 BZD 藥物來代稱所有的安眠鎮定藥物。

作用概論

安眠鎮定藥物，從字面上來看，可以瞭解到它至少有「安眠（Hypnotic）」與「鎮定（Sedative）」兩大功效，但是實際上安眠鎮定藥物還有許多其他功效，不同的安眠鎮定藥物又各自不同，需要有足夠的知識和臨床經驗才能熟悉了解各種藥物的特性。安眠鎮定藥物常見的四大功效：

- 安眠（Sedative and hypnotic）
- 心情放鬆 / 緩解焦慮（Anxiolytic）
- 肌肉放鬆（Muscle relaxant）
- 抗癲癇（Anticonvulsant）

分類

目前在醫學臨床上常被使用的安眠鎮定藥物主要有兩類:

1. **苯二氮平類藥物（BZD）**:目前大部分的安眠鎮定藥物都屬此類。

2. **非苯二氮平類藥物（Non-BZD）**:多為選擇性 BZD 受器的促進劑,如使蒂諾斯（Stilnox）就屬於這一類。

吃安眠藥要注意的事項

- 有特定安眠藥過敏史者，應告知醫師避免開立。服藥後如果出現不適，請回診與醫師討論調整藥物。

- 服藥請勿搭配酒、葡萄柚或咖啡，最好是搭配白開水。特別是安眠鎮定藥物切記不可與酒精併用，否則會增加抑制中樞神經和抑制呼吸的可能副作用，同時會增加抗藥性出現的機率。

- 服藥後請勿出門、開車、上下樓梯或操作危險器具。

- 安眠藥盡量收好，避免他人誤食，服藥後也請盡量不要把藥物放床上或床邊，以免夜晚半睡半醒之間多吃。

- 年長者或是容易跌倒者，服用安眠藥後應避免上下樓梯或出門。如果年長者要服用安眠藥，以短效型、劑量低的藥物優先使用，而在剛開始服藥的初期，晚上如廁建議要有人陪伴，或是可以使用尿壺，避免跌倒。

- 嬰幼兒應避免使用安眠鎮定藥物。

- 如服藥後仍睡不著，請勿自行增加劑量，可以多深呼吸和練習放鬆，並回診與醫師討論是否要調整藥物。

- 懷孕或哺乳婦女，應盡量避免服用安眠藥，如因病情需要，請服用懷孕等級 C 級安眠藥物或其他 B 級替代

藥品，盡量勿服用 D 級藥物，以及不能服用 X 級藥品。

• 有以下身體問題的民眾，使用應特別小心：

    # 嚴重呼吸系統或肌肉系統疾患

    # 急性閉鎖性青光眼

    # 嚴重肝功能不全

    # 睡眠呼吸中止症候群

    # 重症肌無力

藥物劑量越大越強？

　　這是民眾最常見的錯誤迷思之一，民眾常會認為藥物劑量毫克數比較大的藥物就比較強，其實這是大錯特錯的。就好比吃一大碗雞湯不會有毒性，但農藥只要一口就足以喪命。所以藥物的主要重點是在於每個藥物各自的藥性，而非在於毫克數。毫克數主要用於「同種藥物」比較不同劑量時使用。

　　每種安眠鎮定藥物的藥性都不一樣。比方說安定文（Ativan）一顆是 0.5 毫克、美得眠（Modipanol/FM2）一顆是 2 毫克、悠樂丁（Eurodin）一顆是 2 毫克、而欣得眠（Syndoman）一顆則是 15 毫克，其中 FM2 雖然只有 2 毫克，但是它的效果卻是最強的。

效價

　　藥物的效果與強度，主要是跟藥物的「效價（Potency）」有關係。效價簡單來說，就是「單位藥物劑量達到特定效果之能力」。大家可以想像成，在公司中，能力較好的員工，要完成一件工作所花費的時間會比其他員工還少。所以在藥物界，效價越高等同於效果越好，在追求同樣的效果時，效價越高的藥物所需的劑量就越小。

而臨床上的安眠鎮定藥物，為了達到相似的效果，每種藥物的劑量都做了適當的調整。比方說欣得眠（Syndoman）15毫克的助眠效果，就大約與悠樂丁（Eurodin）2毫克差不多。因此臨床上欣得眠（Syndoman）是一顆15毫克，而悠樂丁（Eurodin）是一顆2毫克。（所以通常藥物的單位劑量越少，代表它的效價越高。）

所以臨床上的藥性強弱，不能只考慮藥物劑量，同時也必須考量到藥物的效價及特性。另外有一點也必須理解，雖然低效價的藥物效果沒高效價藥物那麼強，但如果服用的總量變多，仍是可以產生較強的效果，所以適量使用是相當重要的。以下將常見 BZD 藥物依效價強弱分組：

高效價 BZD 藥物

- Alprazolam （Xanax / 贊安諾）

- Lorazepam （Ativan / 安定文）

- Clonazepam （Rivotril / 利福全）

- Triazolam （Halcion / 酣樂欣）

- Flunitrazepam （Rohypnol / 羅眠樂）

低效價 BZD 藥物：

- Bromazepam （Lexotan / 立舒定）

- Diazepam （Valium / 煩寧）

- Flurazepam （Syndoman / 欣得眠）

- Oxazolam （Serenal / 心益）

醫院也瘋狂漫畫【藥物劑量迷思】

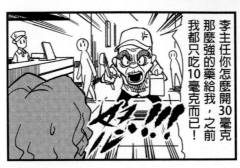

李主任你怎麼開30毫克那麼強的藥給我，之前我都只吃10毫克而已！

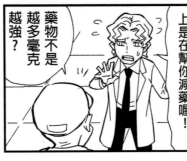

阿伯，不同藥不能用重量來比較輕重，我事實上是在幫你減藥喔！

藥物不是越多毫克越強？

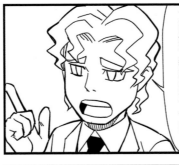

不是喔，比方說安眠藥可能只有2毫克，但比10毫克的鎮定劑強好多倍喔！

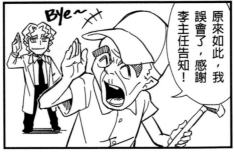

原來如此，我誤會了，感謝李主任告知！

Bye～

藥物的學名、商品名與俗稱

市面上每一種藥物，都有學名與商品名，有的甚至還有俗稱。對於剛接觸藥物的民眾，常會被這些名稱弄得「霧煞煞」。

以著名的 flunitrazepam（Rohypnol®/ 羅眠樂®）為例：

- **學名**：Flunitrazepam
- **英文商品名**：Rohypnol®
- **中文商品名**：羅眠樂®
- **俗稱**：FM2 / F2

藥品被藥廠研發時，會有兩個名稱 - 學名和商品名，學名代表的是該藥物的主要化學成分，不會更改。而商品名就是藥廠給予它的商品名稱，每家藥廠對於同種化學成分的藥物，給予的商品名都可能不同，以 flunitrazepam 為例，其中文商品名包括了「羅眠樂」與「美得眠」等。而通常第一家研發出藥物的藥廠，給予藥物的商品名，臨床上常會用「原廠藥」來稱呼。

新藥剛被研發出來時，原廠藥有所謂的「專利保護期」，過了專利期後，各大藥廠就可以以這個化學成分製造類似的藥物，並且給予不同的商品名來販售。

一般來說，通常商品名都比較好念或好記，比方說「flunitrazepam」發音和記誦都相當困難。而「羅眠樂」不但好記、好念又容易理解。

而正式書寫商品名時，我們會在藥物名稱的右上角標註「®」的記號以協助辨識。本書因為大量使用藥物的商品名，會省略 ® 標識以方便閱讀。

懷孕哺乳用藥等級

美國食品藥物管理局（Food and Drug Administration, 簡稱 FDA）公告，藥品懷孕及哺乳標示將有巨大變革。於 2015 年 7 月起，FDA 將取消原本單純以字母標示的懷孕用藥風險分級制，即大家所熟知的 A,B,C,D,X 分級，修正為提供更多關於懷孕及哺乳相關資訊的方式，使醫師與病人能做出更適當的用藥選擇。FDA 新版懷孕及哺乳標示內容包含三大主題，分別為懷孕（Pregnancy）：包含分娩與生產（Labour and Delivery）、哺乳（Lactation）：包含親餵母乳（Nursing Mothers）和對生殖力的影響（Females and Males of Reproduction Potential）。然而，FDA 表示舊的藥品標示恐需要數年時間方能完成變更。

1961 年，thalidomide（沙利竇邁）造成全球數千名新生兒產生器官缺陷的悲劇。因此美國 FDA 於 1979 年依據瑞典藥物分類系統所定義出懷孕用藥風險分級制，沿用至今已逾三十多年。FDA 新藥部副主任 Sandra Kweder 說：「僅以五個字母標示方式過於簡略，易造成醫療人員誤解。新的標示方式，將能提供醫療人員最新與完整的懷孕哺乳資訊。例如許多孕婦所使用的長期慢性病用藥（像是氣喘及高血壓用藥），在懷孕

期間仍需繼續使用。然而，依病人的身體變化，新使用的藥品與目前使用的藥品都需要重新檢視再做調整。」動物試驗雖然有參考價值，卻不能完全等同於人類胎兒的反應。新上市藥品往往無完整研究與使用經驗，雖被歸在 B 級，但仍有潛在風險。哺乳的部分，除了說明藥品是否會分泌到乳汁外，亦提供該藥品是否會影響嬰兒的資訊。新版標示內容另增加藥品是否影響生殖力的資訊，提供有節育或計畫懷孕的病人，有更完整的資訊可參考。

世界各國有各自的懷孕分級系統與用藥清單，可供醫療人員作為選擇懷孕用藥時的參考。例如澳洲除了 A、B、C、D 和 X 級外，懷孕分級 B 級更細分為 B1、B2 和 B3 三級，以加強對動物實驗的描述；德國則將藥品分為 Gr1-11 級，除描述人體試驗與動物試驗經驗，更包含藥品對不同孕期胎兒的影響。在這個推動以病人為中心的就醫環境中，這些更臻完善的用藥資訊，將有助於執行醫療決策者，有更全面的參考依據。

美國 FDA 懷孕藥物分級新制

過去舊有分級有其侷限性，像是許多藥物的描述為「無法證實」或「無對照組」，B 級藥物也不一定保證比 C 級藥物安全，而 D 級藥物也並非絕對不可使用在孕婦，有些藥物於懷孕

不同時期歸類於不同的安全分級、或是在不同疾病有不同的分級。

　　因此美國食品藥物管理局（FDA）已於 2015 年 7 月取消使用了幾十年的藥品懷孕分級（ABCDX），取而代之的是詳細的文字敘述，要求廠商對於藥品仿單須提供藥品對懷孕曝露的影響，以及更新對哺乳期以及男女生殖系統的影響。

傳統美國懷孕用藥分級

美國 FDA 懷孕用藥安全分級	
懷孕用藥等級	內容
A	經大量臨床人體試驗證明，藥物不會導致胎兒畸形，也不會造成不可逆傷害，對孕婦來說是安全的藥物。
B	動物實驗顯示對動物胎兒沒有危險性，但未對孕婦做過大量的對照組研究。現有的孕婦對照組研究中，無法證實此類藥物會對胎兒有害。
C	動物試驗顯示對動物胎兒有不良影響，但孕婦的對照組研究資料缺乏。此等級的藥物若要開立，必須審慎評估利弊得失，在使用上就要小心諮詢。
D	有明確證據顯示會對胎兒有危險性，原則上不能開立給懷孕或哺乳的婦女。但若臨床上情況危急（如有生命危險），則要詳細評估利弊得失。
X	動物或人體試驗均顯示會造成胎兒異常，對胎兒有危險性，這類藥物對孕婦是絕對禁忌。如治療青春痘藥物 A 酸、沙利竇邁、降膽固醇藥物等。

傳統澳洲懷孕用藥分級

澳洲 ADEC 懷孕用藥分級	
懷孕用藥等級	內容
A	經大量臨床人體試驗證明，藥物沒有導致畸胎之虞，為安全的藥物。
B1	藥物經由部分懷孕婦女的相關研究指出，沒有增加致畸胎性或造成胎兒傷害的風險。 動物實驗也沒有造成動物胎兒受到影響。
B2	藥物經少數懷孕婦女的相關研究指出，沒有增加致畸胎性或胎兒傷害的風險。 動物實驗研究資料目前不足，現有資料指出無明顯危險性。
B3	藥物經少數懷孕婦女研究指出，沒有致畸胎性或胎兒傷害的風險。 動物實驗研究資料指出對於動物胎兒有傷害性。但是對於人體影響還不確定。
C	藥物疑似會對人類胎兒或新生兒有可逆的不良影響，但是不會有不可逆的致畸胎性。藥物隨附標示要有適當說明。
D	藥物有可能會造成畸胎，或是對人類胎兒產生不可逆的傷害。藥物隨附標示要有適當說明。
X	藥物極有可能造成畸胎、影響受孕婦女，或是對人類胎兒產生不可逆的傷害。藥物隨附標示要有適當說明。

舊式 FDA 懷孕用藥分級參考

- X 級藥物不能開給懷孕婦女。

- D 級藥物不建議開給懷孕婦女。

- C 級藥物人體試驗證據仍不夠全面完整，沒有明確證據對孕婦或胎兒有害，但也無法完全保證無害。需由醫師評估臨床利弊得失後才能開立。

- A、B 級藥物對於孕婦來說相對安全。

以下列出相關藥物的懷孕分級供大家參考：

【A 級】：目前安眠鎮定藥物沒有 A 級藥物。

【B 級】：沒有致畸胎性或胎兒傷害的風險。

- 抗組織胺藥物，如 Dexchlorpheniramin / Dex-CTM / 特息敏

- Clozapine / Clozaril / 可致律

- Cyclobenzaprine / Musgud / 瑪舒可

【C 級】：目前尚無證據指出對懷孕婦女或胎兒有直接不可逆傷害。如要服用請尋求醫師協助，評估利弊得失與可能風險。

- Chlorpromazine / Winsumin / 穩舒眠
- Flunitrazepam / Rohypnol / 羅眠樂
- Zolpidem / Stilnox / 使蒂諾斯
- Zaleplon / Onsleep / 入眠順
- Trazodone / Mesyrel / 美舒鬱
- Mirtazapine / Remeron / 樂活優
- Quetiapine / Seroquel / 思樂康

【D 級】：懷孕或哺乳婦女不建議使用。

- 大部分安眠鎮定藥物都屬於 D 級

【X 級】：不能給懷孕或哺乳婦女使用。

- Estazolam / Eurodin / 悠樂丁
- Triazolam / Halcion / 酣樂欣

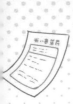
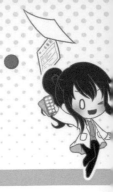

BZD 藥物

　　BZD 藥物全名是苯二氮平類藥物（Benzodiazepine），名稱來源是因為它們分子結構中皆有苯環。BZD 藥物有安眠鎮定、抗癲癇、解焦慮及肌肉鬆弛等多種用途，基本上大部分 BZD 藥物可視為相似藥物，但各自有不同的強度和特性。

　　BZD 藥物有許多特點，比方說 BZD 藥物與 non-BZD 藥物相比，在緩解焦慮方面特別出色，以及具備肌肉鬆弛和抗癲癇的功效。

　　另外 BZD 藥物與早期的巴比妥酸鹽類藥物（Barbiturate）相比，較少有耐受性（Tolerance）或致命性。但如果服用 BZD 藥物時併用酒或其他藥物（如肌肉鬆弛劑）便可能會增加呼吸抑制的風險。

台灣常用的 BZD 藥物

學名	英文商品名	中文商品名
Alprazolam	Xanax / Alpraline	贊安諾 / 安伯寧
Brotizolam	Lendormin	戀多眠
Bromazepam	Lexotan / Bropan	立舒定 / 慮立定
Clonazepam	Rivotril / Clonopam	利福全 / 克癲平
Diazepam	Valium	煩寧
Estazolam	Eurodin / Eszo	悠樂丁 / 艾斯樂
Flunitrazepam	Rohypnol / Modipanol	羅眠樂 / 美得眠
Fludiazepam	Erispan / Era	癒利舒盼 / 易舒
Flurazepam	Dalpam / Syndoman	達眠伴 / 欣得眠
Lorazepam	Ativan / Silence	安定文 / 悠然
Midazolam	Dormicum	導眠靜
Nimetazepam	Lavol	樂百爾
Nitrazepam	Limin	寧眠
Nordaepam	Calmday	康眠定
Oxazepam	Serax	舒寧
Oxazolam	Serenal	心益
Triazolam	Halcion	酣樂欣

副作用時間長短

　　安眠鎮定藥物的副作用時間長短，主要取決於藥物的「半衰期（Half-life）」。服用半衰期較長的藥物，容易在隔天還有殘餘的副作用（通常為頭暈或嗜睡），在副作用的影響下，可能會降低白天工作的效率，在行車時也會增加事故發生的機率。而長期使用半衰期較長的藥物，容易造成藥物在體內累積，使副作用加劇，這現象在年齡大的民眾特別明顯，因此如果擔心此副作用時間太長，可以考慮半衰期較短的藥物。

　　【補充】：半衰期的詳細介紹，可至書本後方的補充章節閱讀。

半衰期短的藥物	半衰期長的藥物
易有成癮性	不易有成癮性
易出現戒斷症狀	不易出現戒斷症狀
不易在人體內累積	易在人體內累積
不易造成長期副作用	易造成長期副作用

短半衰期（約數小時）藥物

- Triazolam（Halcion / 酣樂欣）

- Brotizolam（Lendormin / 戀多眠）

- Midazolam（Dormicum / 導眠靜）

- Zaleplon（Onsleep / 入眠順）：屬 non-BZD 藥物。

- Zopiclone（Imovane / 宜眠安）：屬 non-BZD 藥物。

- Zolpidem（Stilnox / 使蒂諾斯）：屬 non-BZD 藥物。

中半衰期（約半天）藥物

- Alprazolam（Xanax / 贊安諾）

- Bromazepam（Lexotan / 立舒定）

- Lorazepam（Ativan / 安定文）

- Estazolam（Eurodin / 悠樂丁）

- Oxazolam（Serenal / 心益）

長半衰期（約一天以上）藥物

- Diazepam （Valium / 煩寧）：活性代謝物半衰期相當長。

- Clonazepam （Rivotril / 利福全）

- Flurazepam （Dalpam / 達眠伴）：本身半衰期短，但是活性代謝物的半衰期相當長。

依賴、耐受性與戒斷症狀

依賴（Dependence）包括了耐受性（Tolerance）與戒斷症狀（Withdrawal）的產生。而半衰期短的藥物，因為較不容易維持血中穩定濃度，較容易產生戒斷症狀（如反彈性失眠和焦慮），因此也較容易有成癮與依賴的情形。

作用時間

作用時間（Onset）會影響到服用藥物的時機，一般來說，如果過早躺床休息，可能會因為預期性焦慮而翻來覆去睡不著，但如果太晚躺床休息，又可能會因為步態不穩而跌倒。因此建議服藥後先別急著嘗試入睡，可以選擇看書、看電視、聽音樂，等到藥效在人體發揮作用，感到有些頭暈或睡眼惺忪時

才上床休息，方可確保優良的睡眠品質。

依藥物的作用時間，又可以粗略將藥物分成「速效型」、「中效型」、「長效型」三種：如所服用的是速效型的藥物，一般所需的等待時間為 10~30 分鐘，中效型約 30~40 分鐘，而長效型的可能約 40~60 分鐘。但服藥者個別體質的差異會影響到藥物的作用時間，而且長期使用藥物後，等候藥效發揮的時間也可能會改變。

吸收途徑

大部分的安眠鎮定藥物都容易經口服吸收，而目前台灣能使用肌肉注射或靜脈注射的藥物，以 lorazepam（商品名：安定文）、diazepam（商品名：煩寧錠）和 midazolam（商品名：導美睡）這三者為主。對於急性症狀，針劑藥物的作用速度較為迅速，但同時也要小心可能會伴隨出現的副作用。

注意事項

大部分的安眠鎮定藥物都是經由肝臟代謝後，由腎臟排泄至尿液中，因此肝腎功能不佳的民眾要注意劑量上的調整。而老年人往往肝腎功能比較不好，加上對於藥物副作用的忍受度

較低（比方說老年人較容易跌倒），因此更應該從低劑量開始服用，調整藥物劑量的速度也應較慢。

另外酒精也是經由肝臟代謝的物質，其跟安眠鎮定藥物一樣都作用在 $GABA_A$ 受器上（但作用位置不同）。因此如果併用的話，一來容易對肝臟造成嚴重負擔，二來會增加呼吸抑制的危險性，三來也會造成交叉耐受性的情況出現。因此服用安眠鎮定藥物時千萬不能喝酒。有的民眾誤以為「安眠藥配酒」，可以更快進入睡眠期，實際上這是服用藥物時的大忌。

【補充】：交叉耐受性，指的是人體對於藥物的反應減弱的一種現象，比方說 A 先生因長期酗酒，已經對酒精有耐受性，連帶的對安眠鎮定藥物也產生了一定程度的耐受性，導致藥物的效果變差。

另外因為苯二氮平類藥物（BZD）具有安眠鎮定與肌肉鬆弛的效果，如果患有嚴重呼吸系統或肌肉系統疾病的人，比方說嚴重肺炎或重症肌無力，不宜服用苯二氮平類藥物（BZD）。除此之外，服用安眠鎮定藥物時，也不要服用葡萄柚汁、茶類及咖啡。

懷孕婦女、哺乳婦女、嬰幼兒及患有急性閉鎖性青光眼的

民眾，原則上都應避免使用安眠鎮定藥物。若因臨床症狀嚴重而需要服用時，也應從低劑量開始服用。

BZD 藥物可能的副作用

　　BZD 藥物因為彼此作用機轉類似，所以副作用大致上相似。但要注意的是，副作用是指少數人在服用藥物特定狀況下會出現的不適反應，並不是代表所有人服藥都會有這問題。所有藥物都「**可能**」有副作用，但不是吃了一定會有副作用，大部分的人吃藥，只要合理劑量、用法正確，通常不會有副作用。如果出現身體不適、疑似過敏，應先停藥盡快回診與醫師討論。

　　BZD 藥物的副作用嚴重程度取決於使用藥物的種類、劑量以及造成的神經抑制程度。我們可以把常見的副作用分成**直接副作用**以及**間接副作用**：

可能直接副作用

- 嗜睡（Drowsiness）
- 昏睡（Lethargy）
- 頭暈（Dizziness）
- 頭痛 （Headache）
- 腸胃道不適 （Gastrointestinal discomfort ）
- 判斷力受損（Impaired judgment）
- 認知能力受損（Cognitive dysfunction）
- 譫妄（Delirium）：老年人特別容易有此副作用。

- 失憶（Amnesia）

- 身體不協調（Ataxia）

- 肌肉無力（Hypotonia）

- 口齒不清（Slurred speech）

- 步態不穩（Unsteady gait）

- 反射減少（Decreased reflexes）

- 注意力不集中（Impaired attention）

- 呼吸抑制（Respiratory depression）

【補充】：譫妄的詳細介紹，可至書本後方的補充章節閱讀。

可能間接副作用

- 跌倒（Fall down）

- 濫用（Abuse）

- 依賴（Dependence）

- 戒斷症狀（Withdrawl）

- 成癮（Addiction）

- 矛盾反應（Paradoxical reaction）

其他可能副作用

- 夢遊症（Somnambulism）

- 幻覺（Hallucination）

- 過敏（Anaphylactoid reaction）：如紅疹。

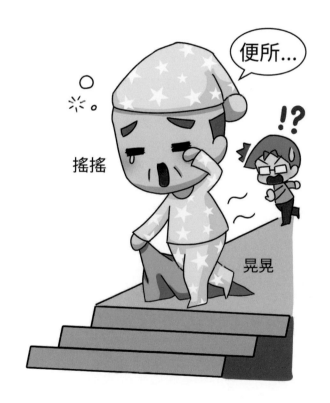

服藥後部分民眾肌肉無力容易跌倒要小心。

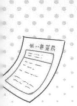
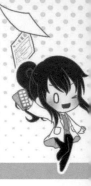

Non-BZD 藥物

歷史沿革

　　雖然苯二氮平類藥物（BZD）比起早年的巴比妥酸鹽類藥物，成癮性及致命性都大幅減少。但是經過長時間的臨床使用，發現苯二氮平類藥物（BZD）還是有可能會產生耐受性和依賴性。因此科學家們一直致力於研發新的藥物。西元1986年，科學家研發出第一個非苯二氮平類藥物（Non-BZD）「zopiclone」（Imovane / 宜眠安），開啟了非苯二氮平類藥物（Non-BZD）的先河。

　　Non-BZD 藥物中，較有名的幾種藥物，依照問世順序，分別是 zopiclone、zolpidem、zaleplon 及 eszopiclone，而最後問世的 eszopiclone，是 zopiclone 的結構異構物。由於這些 Non-BZD 藥物的學名起始字母大部分都是 Z，所以這幾種藥又常被稱呼為「Z 藥（Z drugs）」。

　　Zopiclone（Imovane / 宜眠安）是第一個被研發出的 non-BZD 藥物，還沒有人體 BZ_1 受器的專一性。後來研發出

的 zolpidem （Stilnox / 使蒂諾斯）才是第一個具有高度選擇性結合到 BZ_1 受器的 non-BZD 藥物。第二個具有高度選擇性的藥物是 zaleplon （Onsleep / 入眠順），其效果甚至比 zolpidem 更快速。

當初認為 non-BZD 藥物可以大幅減少成癮及耐受性等問題。但經過多年後發現，non-BZD 藥物或許比較少造成生理依賴，但是產生的心理依賴卻不在少數。

作用機轉

Z 藥對誘導睡眠很有效，因此對於入睡困難的個案很有幫助。但是對於維持睡眠、防止早醒等效果，則不如中長效的 BZD 藥物。

Non-BZD 藥物的作用機轉與 BZD 藥物類似，都是作用在 $GABA_A$ 的 BZD 受器上，造成氯離子通道打開，進而達到抑制神經及肌肉的效果。而隨著對 $GABA_A$ 受器更深入的研究，non-BZD 藥物較能選擇性的結合到特定 BZD 受器，其中以 BZ_1（ω1）為主，進而達到較專一的安眠效果。不過這既是優點也是缺點。

優點是比起 BZD 藥物會同時結合到其他受器，造成認知、

記憶、運動功能受影響等副作用，non-BZD 藥物這方面的副作用就少很多。即便如此，non-BZD 藥物仍具有傳統安眠藥可能發生的副作用，如頭痛、暈眩、胃腸不適和夢遊等。缺點是 non-BZD 藥物較無其他面向的治療效果，如肌肉鬆弛和抗癲癇等。

Non-BZD 藥物可能的副作用

Non-BZD 藥物的副作用相對來說比 BZD 藥物少，因為本身較無肌肉鬆弛和抗癲癇等作用，因此比較不會有隔天頭暈或手腳無力、容易跌倒的狀況（但 zopiclone 和 eszopiclone 仍有可能）。

除此之外，non-BZD 也比較少呼吸抑制或隔天嗜睡的副作用，也比較不會與酒精發生交互作用。少數民眾會有的副作用，包括失憶、夢遊、夜食或幻覺等。

Non-BZD 藥物成癮性

另外 Non-BZD 藥物剛問世時，因為其效果快，加上較不會產生耐受性、戒斷症狀及白天殘餘副作用，因此學者認為其較不會成癮。但後來發現，Non-BZD 藥物或許較少造成生理依賴，但是產生的心理依賴卻不在少數，依舊有濫用與成癮的問題，部分藥物甚至比 BZD 藥物還嚴重。

簡介

1. **Zopiclone（Imovane / 宜眠安）：**

   第一個 non-BZD 藥物，其化學結構不同於 BZD 藥物，但藥理作用類似。其對 BZD 受器無選擇性，因此除了安眠效果外，它也有抗癲癇、抗焦慮和肌肉鬆弛等作用。其半衰期較 zolpidem 與 zaleplon 長，所以除了誘導睡眠外，它能夠維持較長的睡眠。

2. **Zolpidem（Stilnox / 使蒂諾斯）：**

   具有高度選擇性結合到 BZD 受器中的 BZ_1（$\omega 1$）位置，故主要為助眠用，而較無抗癲癇和肌肉鬆弛等效果。臨床主要用途為快速誘導睡眠，但較無維持睡眠的效果。

學名	英文商品名	中文商品名
Zopiclone	Imovane	宜眠安
Zolpidem	Stilnox / Zolpidem / Zolpi / Semi-nax / Sleepman	使蒂諾斯 / 左沛眠 / 若定 / 舒眠諾思 / 舒夢眠
	Stilnox CR	睡玫瑰
Zaleplon	Sonata / Onsleep	贊你眠 / 入眠順
Eszopiclone	Runesda	順眠

3. Zolpidem（Stilnox CR / 睡玫瑰）：

Zolpidem 的長效釋放劑型（CR 代表 Controlled released），它具雙層構造藥錠，服用後 60% 的藥品會如同 Stilnox 迅速釋放發揮效果，而剩下第二層 40% 藥效則會延遲至服藥 3-6 小時後緩慢釋出，相較於 Stilnox 正常劑型較能維持較長睡眠。

4. Zaleplon（Onsleep / 入眠順）：

作用與 zolpidem（Stilnox / 使蒂諾斯）類似，主要是選擇性結合到 BZ_1 位置，主要功效為助眠。而相較於前兩者藥物，其半衰期更短。

5. Eszopiclone（Runesda / 順眠）：

Eszopiclone 是 zopiclone 的活性鏡像異構物，在 $GABA_A$ 受器的結合力比 zopiclone 強 50 倍，助眠效果更好、藥效維持時間更久，具改善入睡困難及延長睡眠之特性。美國現以 eszopiclone 取代 zopiclone，台灣雖然兩者並存，但台灣健保目前已經不給付 eszopiclone，所以幾乎沒有醫師會開立，未來預計會逐漸退出台灣市場。

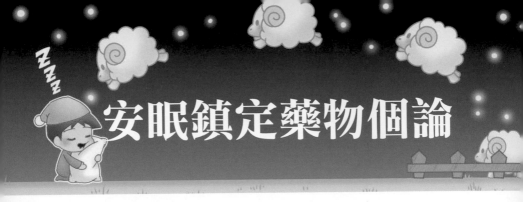

Alprazolam

\# **英文商品名：Xanax、Alpraline、Amprazo、Alprazolam、Kinax**

\# **中文商品名：贊安諾、安伯寧、柔安、安邦、景安寧**

\# **俗稱：蝴蝶片**

- 【口服劑型】：有一顆 0.25 毫克、0.5 毫克、1 毫克及 2 毫克。台灣常用的劑量為 0.5 毫克。

- 【懷孕等級】：D 級，懷孕或哺乳婦女應避免服用。

- 【管制等級】：第四級管制藥品

- 【起始時間（Onset）】：1 小時

- 【持續時間（Duration）】：3.4~6.8 小時

- 【到達最高濃度時間】：1~2 小時

- 【半衰期（Half-life）】：平均約 11.2 小時

- 【代謝途徑】：大部分經由肝臟細胞色素氧化酶 P450（簡稱 CYP450）代謝。

- 【藥物介紹】：Alprazolam 在臨床上主要用於緩解焦慮症狀，其半衰期短、作用快，加上不會在體內累積，所以如果要維持長時間的穩定效果，一天需服用多次。也因為其快速及良好的效果，服用的人相當容易成癮。停用後也很容易產生戒斷症狀。部分演說家或表演者在面臨「舞台恐懼症」時，會在表演前服用一顆以緩解焦慮與穩定心緒。

- 【參考用法】：

  [焦慮症]: 起始劑量為每次服用 0.25 毫克，一天服用 2~3 次，最大劑量一天 4 毫克。

  [恐慌症]: 起始劑量為每次服用 0.5 毫克，一天服用 3 次，一般建議 6 毫克以內，最大劑量一天 10 毫克。

Brotizolam

英文商品名：Lendormin

中文商品名：戀多眠

- 【口服劑型】：錠劑，一顆 0.25 毫克。

- 【懷孕等級】：安全性尚未確定，不建議使用。

- 【管制等級】：2010 年由第三級降為第四級

- 【起始時間】：15~30 分鐘

- 【持續時間】：7 小時

- 【到達最高濃度時間】：1 小時

- 【半衰期】：5 小時

- 【代謝途徑】：大部分經由肝臟細胞 CYP450 代謝。

- 【參考用法】：睡前 0.125~0.25 毫克當作起始劑量。

Bromazepam

\# **英文商品名：Lexotan、Bropan**

\# **中文商品名：立舒定、慮立定、憂寧**

- 【口服劑型】：錠劑，有 1.5 毫克和 3 毫克。

- 【懷孕等級】：C（澳洲 ADEC），雖然是 C 級，但過去臨床上曾有疑似致畸胎案例，因此依舊不建議懷孕或哺乳婦女服用。

- 【管制等級】：第四級管制藥品

- 【到達最高濃度時間】：1~2 小時

- 【半衰期】：8~20 小時

- 【藥物介紹】：Bromazepam 主要作用為緩解焦慮，故可以白天服用。但如果服用後有嗜睡現象，服用劑量應降低。

- 【參考用法】：每次 0.75~1.5 毫克，服用 2~3 次。

Clonazepam

英文商品名：Rivotril、Klonopin、Clonopam
中文商品名：利福全、克諾平、克癲平

- 【口服劑型】：錠劑，有 0.5 毫克與 2 毫克。

- 【懷孕等級】：D 級，不建議懷孕或哺乳婦女服用。

- 【管制等級】：第四級管制藥品

- 【起始時間】：20~60 分鐘

- 【持續時間】：約 12 小時

- 【到達最高濃度時間】：1~4 小時

- 【半衰期】：30~40 小時

- 【代謝途徑】：大部分經由肝臟細胞 CYP450 代謝。

- 【藥物介紹】：Clonazepam 早期主要是用來治療癲癇，但是後來發現也可以用在焦慮症、恐慌症、失眠和放鬆肌肉。0.5 毫克通常用來緩解焦慮和放鬆肌肉用，2 毫克 clonazepam 有助眠效果不宜於白天服用。

- 【參考用法】：治療恐慌症，起始劑量為每次服用 0.25 毫克，早晚各服用一次。每三天左右可視臨床狀

況調整藥物劑量。最大劑量為每天 4 毫克。

Diazepam

英文商品名：Valium、Dupin、Diazepam
中文商品名：煩寧、樂平片、丹祈平

- 【口服劑型】：錠劑，一顆有 2 毫克和 5 毫克。

- 【懷孕等級】：D 級，懷孕哺乳婦女避免服用。

- 【管制等級】：第四級管制藥品

- 【起始時間】：30 分鐘

- 【半衰期】：本身約 20~50 小時，其活性代謝物半衰期較長，約 2~4 天。

- 【代謝途徑】：大部分經由肝臟細胞 CYP450 代謝。

- 【藥物介紹】：Diazepam 在放鬆、緩解焦慮、助眠和抗癲癇這四大功能都有一定的效果，因此曾有人用「BZD 藥物中的模範生」來形容它，但以市面上常用的藥物劑量來說，其助眠效果相對來說比其他藥物差，臨床上主要用來減緩焦慮、治療肌肉痙攣及癲癇。過去會利用 diazepam 來治療酒精戒斷症狀，但目前臨床上大多被較不影響肝臟功能的 lorazepam（安定文）替代。Diazepam 的半衰期相當的長，容易在體內累

積。而肝腎功能不佳的民眾或老年人，藥物代謝更為緩慢，容易讓藥效過度增強，因此在使用上要特別注意。

- 【參考用法】：原則上一天很少超過 30 毫克，除非是急性癲癇或是有嚴重的酒精戒斷症狀。

  [焦慮疾患]：起始劑量一般為每次服用 2 毫克，一天服用 2~4 次。

  [癲癇]：起始劑量一般為每次服用 2~10 毫克，一天服用 2~4 次。

Estazolam

\# **英文商品名：Eurodin、Eszo、Kinzolam**

\# **中文商品名：悠樂丁、艾斯藥、金座錠**

- 【口服劑型】：錠劑：一顆 2 毫克。

- 【懷孕等級】：**X 級**，懷孕哺乳婦女不能服用。

- 【管制等級】：第四級管制藥品

- 【起始時間】：1 小時

- 【到達最高濃度時間】：2 小時

- 【半衰期】：10~24 小時

- 【代謝途徑】：大部分經由肝臟細胞 CYP450 代謝。

- 【藥物介紹】：Estazolam 是個被廣泛使用的 BZD 藥物，它屬於中效型的助眠藥物，可以當作失眠的第一線用藥。不過在臨床上，有些醫師會先偏好以緩解焦慮的 BZD 藥物當作第一線失眠用藥，若無明顯效果再開立以助眠效果為主的 BZD 藥物。

- 【參考用法】：治療失眠時，睡前服用 1-2 毫克。

Flurazepam

\# **英文商品名：Dalpam、Syndoman、Lozepam**

\# **中文商品名：達眠伴、欣得眠、樂息伴**

- 【口服劑型】：膠囊，有 15 毫克和 30 毫克。

- 【懷孕等級】：有研究指出會導致畸胎，懷孕哺乳婦女不宜服用。

- 【管制等級】：第四級管制藥品

- 【起始時間】：15~60 分鐘

- 【持續時間】：10~30 小時

- 【到達最高濃度時間】：30~60 分鐘

- 【半衰期】：本身 2.3 小時，但是活性代謝物半衰期長達 47~100 小時。

- 【代謝途徑】：大部分經由肝臟細胞 CYP450 代謝。

- 【藥物介紹】：Flurazepam 主要功效為助眠，可縮短睡眠準備期、減少覺醒次數以及增加睡眠時間。

- 【參考用法】：治療失眠，睡前服用 15-30 毫克，最高劑量可達 60 毫克。

Fludiazepam

\# **英文商品名：Erispan、Era**

\# **中文商品名：癒利舒盼、易舒**

- 【口服劑型】：錠劑，一顆 0.25 毫克。

- 【懷孕等級】：安全性尚未確定，不建議使用。

- 【管制等級】：第四級管制藥品

- 【代謝途徑】：大部分經由肝臟細胞 CYP450 代謝。

- 【藥物介紹】：Fludiazepam 是日本研發的藥物，主要在日本及台灣上市，關於藥物的半衰期以及藥性目前資料尚未十分完整。臨床上多用於緩解焦慮症狀。

- 【參考用法】：治療焦慮恐慌，一天服用三次，一次 0.25 毫克。

Flunitrazepam

英文商品名：Rohypnol、Modipanol

中文商品名：羅眠樂、美得眠

俗稱：FM2、F2、約會強姦藥丸、白色十字架、815

- 【口服劑型】：錠劑，一顆有 1 毫克也有 2 毫克。

- 【懷孕等級】：C 級，懷孕或哺乳婦女盡量避免服用，如要服用，請尋求醫師協助評估利弊得失與風險。

- 【管制等級】：第三級管制藥品

- 【起始時間】：20~30 分鐘

- 【持續時間】：8 小時

- 【到達最高濃度時間】：1~2 小時

- 【半衰期】：16~35 小時

- 【代謝途徑】：部分由細胞質中的氧化酶代謝，部分由肝臟細胞 CYP450 代謝。

- 【藥物介紹】：FM2 成分為 flunitrazepam，是安眠效果非常強的 BZD 藥物。早年劑型為無色無味的白色藥丸，中間為方便剝半而有十字刻痕，因此又名為「白色十字架」。但後來發現 FM2 常被不法人士用來迷昏

被害人，所以政府將其列管為第三級管制藥品。後來羅氏藥廠將其改為藍綠色錠劑，這樣加入飲料後就會有顏色，以避免有心人在飲料中下藥。但是目前市面上依舊有許多白色圓形的劑型。

• 【參考用法】：睡前 0.5 毫克 ~2 毫克。

關於 FM2：

FM2 造成的安眠與失憶的效果非常明顯，以至於常被不法人士拿來當作「迷姦」的工具。另外也被嚴重失眠患者當作最後一線的藥物。

基於上述原因，FM2 目前在台灣被列管為第三級管制藥物。而且在健保卡上，都會註記在各醫療院所領取 FM2 的記錄，並且也限定醫師一次能開立的顆數，以避免藥物濫用的問題。

Lorazepam

\# **英文商品名：Ativan、Anxiedin、Anxicam、Neuropam、Silence、Lorazin**

\# **中文商品名：安定文、安靜、安心平、樂得靜、悠然、樂立靜**

- 【口服劑型】：錠劑，有 0.5 毫克、1 毫克和 2 毫克。

- 【懷孕等級】：D 級，懷孕或哺乳的婦女應避免服用。

- 【管制等級】：第四級管制藥品

- 【起始時間】：20~30 分鐘

- 【持續時間】：6~8 小時

- 【到達最高濃度時間】：2 小時

- 【半衰期】：12~18 小時

- 【代謝途徑】：不須經過肝臟細胞色素氧化酶代謝，直接與尿酸結合轉化成尿酸化合物，故較不影響肝功能。

- 【藥物介紹】：Lorazepam 為目前臨床上被大量使用的 BZD 藥物。其沒有活性代謝物，所以血中濃度和投藥劑量呈正比。Lorazepam 不須肝臟細胞色素氧化

酶代謝，所以肝功能不好的病人不用特別調整劑量。臨床上主要用來改善焦慮、躁動及失眠。另外臨床上對於預防酒精戒斷症狀時，也常用 lorazepam 治療。

- 【參考用法】：

[焦慮]：一次服用 0.5~1 毫克，每天服用 2~3 次。

[失眠]：睡前 1~4 毫克。

Midazolam

英文商品名：Dormicum

中文商品名：導眠靜、導美睡

- 【口服劑型】：錠劑，一顆 7.5 毫克。

- 【懷孕等級】：D 級，懷孕或哺乳的婦女應盡量避免服用。

- 【管制藥品】：第四級管制藥品

- 【起始時間】：0.5~1.5 小時

- 【持續時間】：約 2 小時

- 【到達最高濃度時間】：20~50 分鐘

- 【半衰期】：約 1~4 小時

- 【代謝途徑】：大部分經由肝臟細胞 CYP450 代謝。

- 【藥物介紹】： Midazolam 作用時間短，使用後迅速在體內代謝，鎮定和誘導睡眠作用快而明顯，另外也具有肌肉鬆弛的效果。目前多用於麻醉。另外也可以用於改善睡眠障礙。肝腎功能不佳的人需調整使用劑量。

- 【參考用法】：治療失眠，睡前 7.5 毫克。

Nordazepam

英文商品名：Calmday

中文商品名：康眠定

- 【口服劑型】：錠劑，一顆 5 毫克。

- 【懷孕等級】：安全性尚未確定，因此不建議孕婦及哺乳婦女使用。

- 【管制等級】：第四級管制藥品

- 【半衰期】：36~200 小時

- 【藥物介紹】：Nordazepam 的主要效果為緩解焦慮，目前台灣臨床上較少用來治療失眠。Nordazepam 比較特別的是，它是 BZD 受器的部分促進劑（Partial agonist）。

- 【參考用法】：每次服用 5 毫克，一天服用 2~3 次。

Nimetazepam

英文商品名：Lavol、Erimin

中文商品名：樂百爾、愈利眠

俗稱：紅豆、K5、一粒眠

- 【口服劑型】：錠劑，一顆 5 毫克。

- 【懷孕等級】：**X 級**，懷孕哺乳婦女不可服用。

- 【管制等級】：第三級管制藥品

- 【半衰期】：14~30 小時

- 【代謝途徑】：大部分經由肝臟細胞 CYP450 代謝。

- 【藥物介紹】：Nimetazepam 俗稱「一粒眠」、「紅豆」與「K 他命五號」。食用會有昏睡與迷幻的效果，常被吸毒的人濫用，在馬來西亞被列為管制最嚴格的藥物之一。由於青少年服用 Nimetazepam 情形增多，台灣於民國 95 年 8 月由第四級管制藥品提升為第三級管制藥品。

- 【參考用法】：失眠的話，睡前服用 2.5~ 5 毫克。

Nitrazepam

\# 英文商品名：Limin、Mudamin、Mogadon、Alodorm

\# 中文商品名：寧眠、汝達萌、眠確當、愛樂眠

- 【口服劑型】：錠劑，有 2、5 和 10 毫克三種劑型。
  膠囊，一顆 5 毫克。

- 【懷孕等級】：C 級（澳洲 ADEC），藥物疑似會對
  人類胎兒或新生兒有可逆的不良影響，但通常不會有
  不可逆的致畸胎性，評估臨床狀況以及利弊得失後方
  能開立。

- 【管制等級】：第四級管制藥品

- 【起始時間】：20~50 分

- 【持續時間】：4~8 小時

- 【到達最高濃度時間】：約 1.4 小時

- 【半衰期】：24~29 小時

- 【代謝途徑】：大部分經由肝臟細胞 CYP450 代謝。

- 【參考用法】：失眠的話，睡前服用 5~10 毫克。

Oxazolam

英文商品名：Serenal、Secorin
中文商品名：心益、益可寧

- 【口服劑型】：錠劑，一顆 10 毫克。
- 【懷孕等級】：安全性尚未確定，因此不建議孕婦及哺乳婦女使用。
- 【管制等級】：第四級管制藥品
- 【到達最高濃度時間】：30~60 分鐘
- 【藥物介紹】：Oxazolam 為日本製藥物，主要用於緩解焦慮，助眠效果不強，因此可以白天服用來緩解焦慮。
- 【參考用法】：每次服用 10 毫克，一天服用 2~3 次。

Triazolam

\# **英文商品名：Halcion、Trialam**

\# **中文商品名：酣樂欣、海樂神**

\# **俗稱：特效迷魂藥、高效蒙汗藥**

- 【口服劑型】：錠劑，有 0.25 毫克和 0.5 毫克。

- 【懷孕等級】：**X 級**，懷孕哺乳婦女不可服用。

- 【管制等級】：第三級管制藥品

- 【起始時間】：15~30 分鐘

- 【持續時間】：6~7 小時

- 【到達最高濃度時間】：0.7~2 小時

- 【半衰期】：2~3 小時

- 【代謝途徑】：大部分經由肝臟細胞 CYP450 代謝。

- 【藥物介紹】：Triazolam 因為助眠效果強又快速，加上半衰期短，在服用藥物獲得充足的睡眠後，甦醒時殘餘的嗜睡副作用較少，過去曾經在美國被廣泛使用。但後來因為其成癮性高，美國於 1991 年將它下市。台灣目前市面上還有此藥物。

- 【參考用法】：未曾接受過失眠治療的個案，一般建議起始劑量為睡前 0.125 毫克。每日最大劑量 0.5 毫克。

Zopiclone

英文商品名：Imovane、Apo-Zopiclone、Genclone

中文商品名：宜眠安、安保舒眠、健康得眠

- 【口服劑型】：錠劑，一顆 7.5 毫克。

- 【懷孕等級】：目前尚無足夠的安全性資料，因此不建議懷孕或哺乳的婦女服用。

- 【管制等級】：第四級管制藥品

- 【起始時間】：15~30 分鐘

- 【到達最高濃度時間】：1~1.5 小時

- 【半衰期】：3.5~6.5 小時

- 【代謝途徑】：大部分經由肝臟細胞 CYP450 代謝。

- 【藥物介紹】：Zopiclone 的效果類似 BZD 藥物。特別的是 Zopiclone 會分泌到口水中，不少病人會抱怨嘴巴有金屬苦味。Zopiclone 對睡眠的影響，主要是減少入睡準備期、減少清醒次數、增加睡眠總時數、增加慢波期。此外，它也會延後睡眠快速動眼期（REM）的出現，但不影響 REM 的長度。Zopiclone 很少有藥物耐受性的產生。對無藥物濫用史的民眾，

服用 zopiclone 產生依賴的可能性不高。

- 【參考用法】：睡前服用 7.5 毫克來治療失眠，依臨床狀況調整劑量，最大可以增加到睡前 15 毫克。在睡前 10~20 分鐘左右服藥。老年人及肝腎功能不全者宜減量使用。

Zolpidem

\# 英文商品名：Stilnox、Zolpidem、Zolpi、ZOLNOX
Sleepman、Semi-Nax、Stilnox CR

\# 中文商品名：使蒂諾斯、左沛眠、若定、舒夢眠
舒眠諾思、睡玫瑰、柔拍、樂必眠

- 【口服劑型】：一般錠劑，一顆 10 毫克。

  緩釋錠劑，一顆 6.25 毫克。

- 【懷孕等級】：C 級（美國 FDA）：懷孕或哺乳婦
女應尋求醫師協助，評估臨床利弊得失與風險。

- 【管制等級】：第四級管制藥品

- 【起始時間】：30 分鐘

- 【作用時間】：6~8 小時

- 【到達最高濃度時間】：1.6 小時

- 【半衰期】：2~3 小時

- 【代謝途徑】：大部分經由肝臟細胞 CYP450 代謝。

- 【藥物介紹】：Zolpidem 為第一個選擇性作用於
BZ_1 位置的藥物，因此一些和 BZ_2 相關的副作用較少

（如影響認知及運動功能）。但也因此不具有肌肉鬆弛與抗癲癇等效果。Zolpidem 可以快速誘導睡眠、縮短入睡時間，不會明顯改變睡眠架構， 理論上較不易產生耐受性及依賴性，但臨床發現，其仍具一定程度的成癮性。

- 【參考用法】：一般錠劑，睡前服用 5~10 毫克。

   緩釋錠劑，睡前 6.25~12.5 毫克。

Zaleplon

\# **英文商品名：Onsleep、Sonata**

\# **中文商品名：入眠順、贊你眠**

- 【口服劑型】：錠劑，一顆 10 毫克。

- 【懷孕等級】：C 級（美國 FDA），但藥物會分泌
  到乳汁中，原則上懷孕及哺乳婦女不建議開立。

- 【管制等級】：第四級管制藥品

- 【起始時間】：30 分鐘

- 【作用時間】：6 小時

- 【到達最高濃度時間】：1 小時

- 【半衰期】：1 小時

- 【代謝途徑】：Zaleplon 主要由肝臟乙醛氧化酶
  （Aldehyde oxidase）代謝，少部分由肝臟細胞色素
  氧化酶 P450（簡稱 CYP450）代謝，無活性代謝物。

- 【藥物介紹】：Zaleplon 可以顯著縮短入睡準備期，
  但無法維持睡眠。低劑量對睡眠總時數無明顯影響，
  但高劑量（20 毫克）時能增加睡眠總時數、減少入

睡準備期、減少覺醒次數、以及減少睡眠快速動眼期（REM）。臨床上多用於入睡困難的民眾。

- **【參考用法】**：Zaleplon 適用於入睡困難的民眾，常用劑量是睡前 5~10 毫克。因為作用相當快速，服藥後應盡快就寢。

巴比妥酸鹽類藥物

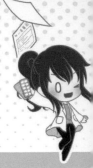

歷史沿革

在 20 世紀初期，巴比妥酸鹽類藥物曾被廣泛的當作安眠鎮定藥物使用。但是由於高度成癮性、耐受性（Tolerance）、致命副作用以及狹窄的治療指標區間（Therapeutic index）等缺點，目前除了少數在麻醉或治療癲癇時會用到外，大部分都已經被 BZD 藥物所取代，鮮少於臨床上使用，因此簡單學習部分知識即可。

代謝

巴比妥酸鹽大部分由肝臟代謝、腎臟排出。因此肝腎功能不佳的病患或代謝較慢的老年人需特別注意。

功用

在幫助睡眠方面，巴比妥酸鹽類藥物跟 BZD 藥物相似，但是它比 BZD 藥物更容易產生耐受性和成癮性，通常在連續服用兩週內就會產生。

副作用

巴比妥酸鹽類藥物過量的話可能會有嗜睡、肢體不協調、認知功能受損、低肌肉張力、反射消失等症狀。突然停用的話可能會有戒斷症狀，巴比妥酸鹽類藥物也有可能出現矛盾反應（Paradoxical reaction），極低機率可能會造成嚴重的皮膚與黏膜過敏反應，又名「史提芬強生症候群（Stevens-Johnson syndrome）」。另外巴比妥酸鹽類藥物具有致畸胎性，因此懷孕或是哺乳的婦女千萬不能使用。

【補充】：矛盾反應詳細介紹請至後方補充章節。

跟 BZD 藥物的差別

巴比妥酸鹽類藥物跟 BZD 藥物的主要差別在於它的狹窄治療區間，因此臨床上很容易不小心就超過安全劑量，嚴重過量的話會導致呼吸抑制而死亡。另外它也比 BZD 藥物還容易造成耐受性、成癮以及依賴等問題，因此現在臨床上已鮮少使用。

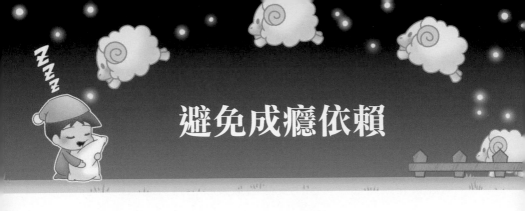

避免成癮依賴

安眠藥和鎮定劑，對於受失眠所苦的患者來說，是現代一個相當方便有效的治療方式。但「水能載舟、亦能覆舟」，藥物如果不依照正確醫囑使用，也有可能會造成藥物副作用或成癮等問題，因此失眠藥物可以說是把「雙面刃」。

正確的用藥觀念，應該是自己要了解正確的睡眠知識和適當調整生活作息為主，將藥物放在「輔助協助」的定位。對於藥物使用概念則是「當用則用、適量使用、需要時用」。也因此，除了學習如何使用藥物的同時，也要學習如何小心避免藥物的成癮或依賴風險，本章節就跟大家介紹如何減少和避免藥物成癮的相關風險。

長期用藥評估

對於安眠鎮定藥物是否能長期使用，在臨床上常引起討論。目前美國精神科醫學會（The American Psychiatric Association）認為，特定焦慮疾患，如恐慌症（Panic disorder）或廣泛性焦慮症（Generalized anxiety disorder），經審慎評估後才建議長期服用 BZD 藥物，其他都應盡量有需要時再服用。

長期使用藥物的民眾，以下有份檢查表格，可以藉由簡單的問答來評估是否應該繼續使用 BZD 藥物。

項目	觀察、檢查與詢問
1. 診斷	診斷是否符合長期使用 BZD 藥物？
2. 藥物與物質相關	• 藥物劑量是否合理？ • 使用反應是否良好？ • 是否有使用其他非法物質，如安非他命、K 他命或大麻？ • 是否有酒精濫用？ • 是否有服用其他可能會抑制中樞神經系統的藥物？
3. 不良反應	臨床上是否有副作用？
4. 家庭觀察	家人長期觀察，是否改善？有無副作用？

濫用、成癮與依賴

　　若長期服用高劑量安眠鎮定藥物，部分民眾有可能會出現「耐受性（Tolerance）」生理反應，不一定是有濫用（Abuse）或依賴（Dependence）的情形。因此當醫師發現民眾對藥物產生依賴時，需要重新評估藥物的種類及劑量是否適當，而非馬上停用或更換藥物。

名稱	內容
濫用 （Abuse）	濫用泛指對藥物或物質的不當使用，進而造成問題行為、判斷錯誤或影響到日常生活。其涵蓋的範圍相當廣大，不僅侷限在醫療方面。根據研究，有酒精濫用及物質濫用的個案，通常濫用 BZD 藥物的機率也比一般人大。
成癮 （Addiction）	明知道對自己有害的藥物或物質，仍無法控制衝動而一再使用。
耐受性 （Tolerance）	長期反覆使用某藥物或物質後，同樣劑量的效果越來越差，要服用更大劑量才能達到跟原來相同的效果。
依賴性 （Dependence）	長期使用某藥物或物質後，如果產生了耐受性、戒斷症狀，以及相關臨床症狀，整體符合診斷準則（常用的是 DSM 和 ICD 診斷系統），則可判斷個案對該藥物已產生依賴。

臨床上除了可以從個案的狀況來判斷是否有濫用、成癮或依賴的情形外，我們還可以藉由藥物的劑量落在「綠燈區」或是「紅燈區」來判斷。

綠燈區

如果每日劑量在美國 FDA 所建議的最大劑量一半以下，代表此劑量處在安全範圍內，我們稱之為「綠燈區」。如：

- Alprazolam （Xanax / 贊安諾）低於每天 2 毫克
- Diazepam （Valium / 煩寧）低於每天 20 毫克
- Lorazepam （Ativan / 安定文）低於每天 5 毫克
- Clonazepam （Rivotril / 利福全）低於每天 4 毫克

紅燈區

相對的，如果每日劑量超過 FDA 認可的最大劑量，那就是落在「紅燈區」，代表著危險劑量。如：

- Alprazolam （Xanax / 贊安諾）超過每天 4 毫克
- Diazepam （Valium / 煩寧）超過每天 40 毫克
- Lorazepam （Ativan / 安定文）超過每天 10 毫克
- Clonazepam （Rivotril / 利福全）超過每天 8 毫克

但在某些特殊情況下，如恐慌症發作或是酒精戒斷症狀時，為了穩定病患的身心狀況和生命安全，可以在有專業醫師評估下，短暫使用超過最大劑量的藥物治療，等到情況穩定後，再逐漸把藥物劑量減低到適當的劑量。

安眠鎮定藥物會不會造成依賴？

「依賴（Dependence）」，主要由兩個要素構成：一個是「耐受性（Tolerance）」，也就是越吃越沒效。本來吃一顆可以睡得很好，現在變成要吃兩顆。另一個則是「戒斷症狀（Withdrawal）」，就是突然停藥或減藥後，會產生很多不適症狀，包括了緊張、焦慮或失眠等症狀，甚至比治療前還不舒服。

一般來說，「效價高、藥效快、半衰期短」的藥物，較容易產生依賴性。換句話說，就是效果越好及副作用越少的藥物，越容易讓人依賴。然而，雖然半衰期長的藥物不容易產生依賴性，倘若發生，要戒除就相當困難，因此仍不可恣意濫用。

比方說早期的 triazolam（Halcion／酣樂欣）與現在的 alprazolam（Xanax／贊安諾）都屬於這類效果快又好的藥物。而如今酣樂欣 triazolam 因為其易造成依賴與成癮，美國已經將其下市，而台灣目前市面上仍存在著，列為第三級管制藥品，有嚴格的開立限制，大部分醫院也已經不再使用。

即便如此，若服用的劑量與方式適當，可以大幅減低產生依賴的可能性。而如果要停用藥物，也要遵循醫師建議，循序漸進。

如何停用安眠鎮定藥物？

　　長期服用安眠鎮定藥物的民眾，如果突然停用或快速減量，常常會出現戒斷症狀：如反彈性焦慮、失眠，甚至癲癇等。根據統計，在減藥的過程中約有 1/3 的民眾會發生戒斷症狀。

　　因此如果要停用藥物，應該採取「先逐漸減量，接著間歇停用，最後再完全停用」的策略。一般來說，減藥的策略跟藥物種類有關。如半衰期越長的藥物，較不容易產生戒斷症狀。而半衰期短的藥物，較容易出現戒斷症狀。所以半衰期短的藥物，減藥速度要比較慢。

　　如果您剛好是 BZD 藥物的長期使用者，也請不要在看完本書後就把所有藥物停掉，這樣做成功機率很低。雖然長期使用 BZD 藥物會有副作用，但長期失眠造成的傷害更大。

　　如何停用 BZD 藥物在臨床上是門藝術也是個挑戰，目前並沒有一套公認一定會成功的減藥方法。但我認為成功減藥的祕訣在於以下幾點：

1. **慢慢減少**：一般原則為 1~2 週減少原來劑量的 1/4~1/2，如原來一次服用一顆的個案，頂多一次減少半顆。

2. **小心戒斷**：若有戒斷症狀產生要停止減藥，甚至還需

加些許劑量來緩解戒斷症狀。一旦發生戒斷症狀，減藥的時間要再延長 2~3 倍。

3. __持之以恆__：成癮及依賴並非是一日造成的現象。所以要戒除安眠鎮定藥物也不是一件簡單的事情，必須循序漸進，聽從醫師的指示減藥，才容易成功。

一般可以把計畫要停藥的個案粗略分為二類：

1. 長期使用低劑量安眠鎮定藥物的個案：這類通常可以在門診逐漸減少藥物劑量，而不需要住院治療。

2. 使用高劑量安眠鎮定藥物，或合併其他藥物濫用的個案：這類通常會伴隨著嚴重的戒斷症狀，因此通常建議住院治療，　來可以留心是否有副作用產生，二來封閉的醫療環境可以避免其再次濫用藥物或物質。通常住院治療成效不錯，但重點是出院後的持之以恆。

成功停藥者特色

成功停藥的個案通常有以下幾點特色：

• 動機強烈

• 可配合醫師建議，循序漸進減少藥物劑量

- 生活無明顯壓力源

- 配合認知行為治療

- 原來服用的藥物劑量不高

建議停藥步驟

- 與醫師共同擬定一個減藥計畫，慢慢的循序漸進，時間長度一般建議 3~6 月。但通常住院不會住那麼久，所以大部分都會在門診完成減藥的計畫。每減少一次劑量，都要小心可能會出現的戒斷症狀，並持續跟醫師溝通，醫師也要持續給予民眾衛教及鼓勵。

- 通常減藥的方法，以「平均分散減少劑量」優於「減少服藥次數」。假設原本藥物是早晚各吃一顆（1# BID），在減少劑量時，早晚各吃半顆（0.5# BID）的方式，會優於早上吃一顆（1# QD）或晚上睡前吃一顆（1# HS）的方式。因為這樣可以避免血中藥物濃度起伏過大，進而引起戒斷症狀。

- 如果有戒斷症狀（如反彈性焦慮）的產生，請停止減藥並考慮加上適當劑量來減少不適。但如果個案有藥物濫用或焦慮疾患病史時，其不適症狀不一定是 BZD 藥物戒斷症狀造成的，有可能是恐慌症發作，或是安

非他命戒斷症狀引起的。醫師臨床上容易誤判，須特別留意。

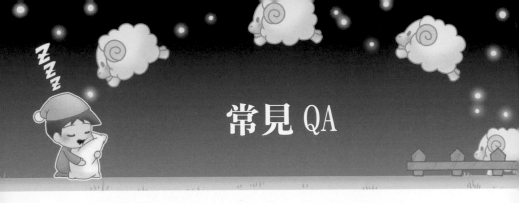

常見 QA

安眠鎮定藥物吃多會不會變笨？

許多民眾對於安眠鎮定藥物感到恐懼，認為吃了之後反應會變鈍，甚至「變笨」，其實是有所誤解。

在藥性活化期間（如晚上服藥後半夜醒來），對於認知功能以及判斷力一定會有不良影響。但這些副作用通常是短暫並且可逆的，等到藥效一過就會恢復正常。如果不適感讓人無法忍受，可以考慮變更藥物種類、服用劑量或服用時間等方式來解決。

目前沒有醫學實證明確證明長期使用安眠鎮定藥物會對認知功能造成不可逆的傷害。但有少部分研究認為，長期使用安眠鎮定藥物超過十年，可能會導致認知功能缺損，但這缺損的現象在停藥後會恢復改善。

我通常門診會建議患者白天盡量減少不必要的鎮定劑使用，晚上則盡量使用較輕的助眠藥物來治療失眠。

臨床上，除了少數的失眠是原發性失眠外，大部分的失眠

都是次發性失眠，也就是有其他的原因造成。因此安眠鎮定藥物只是先行協助我們改善失眠症狀「治標」、減少對生活的影響，或避免焦慮惡化。但最重要的是找出失眠的主因並加以改善，才是真正「治本」的方法。

安眠鎮定藥物吃多會不會得癌症？

台灣過去曾有一篇研究片面指出，長期服用安眠藥會增加罹癌風險，新聞報導一出，造成許多原本病情穩定的民眾因害怕而停藥，導致失眠、焦慮和情緒不穩定，少數病患症狀因此復發。這新聞隨後被許多專家學者及食藥署反駁與澄清，包括後來的蘋果日報所刊登的澄清新聞報導：

「衛福部食藥署藥品組科長陳可欣說，此研究是健保資料庫觀察回溯性質研究，研究者未一路緊盯用藥到罹癌過程，無法排除不當飲食、作息等可能致癌原因，患者不必因此而要求停藥或換藥。陳可欣指出相關藥物仿單並無恐罹癌警語，也無其他研究證明關聯性，食藥署暫不打算重新評估藥物風險。」

許多醫師也指出該研究是利用台灣健保資料庫回溯研究，並非證據力高的「隨機雙盲大規模（RCT）」研究方法，只能分析可能相關性。一篇研究若沒經過嚴謹科學分析，可能會容易誤導社會大眾，反而造成不良的社會影響。

舉個例子方便大家理解，比方說憂鬱症患者常會失眠，因此可能會服用安眠藥來改善睡眠。但如果以健保資料庫來分析，會發現憂鬱症患者服用安眠藥比例比一般人高，進而可能

會導出了「吃安眠藥物會造成憂鬱症」的莽撞研究結論，無疑是倒果為因。戲劇化一點的比喻，就好比所有人在往生前都有吸過空氣，進而推論「吸空氣會讓人致死」一般。

同理，癌症患者因為焦慮、憂鬱和疼痛，時常也為失眠所苦，所以如果單純用健保資料庫去分析，也同樣可能會導出吃安眠藥物會致癌的錯誤結論。

另外，該研究也沒有排除其他可能的致癌危險因子，像是抽菸和喝酒等。醫學上已經證實長期酗酒容易造成肝癌和失眠，所以酗酒者因失眠服用安眠藥物的比例自然比較高，加上酗酒者容易罹患肝癌，沒有仔細比對評估的話，也會錯誤推論「安眠藥會造成肝癌」的結論。

因此服用安眠藥的人不用緊張害怕，目前全世界醫學並沒有吃安眠鎮定藥物會導致癌症的結論與共識。

吃安眠鎮定藥物要不要空腹？

安眠鎮定藥物不會傷胃，原則上飯前或飯後都可以，但空腹吃吸收效果更好。而安眠藥物則一定是睡前吃。

安眠鎮定藥物吃多會不會傷肝洗腎？

這是醫師在診間最常被問的問題之一，答案是如果正確的服用適當藥物劑量，也沒有併用酒精或是個案本身有肝炎或腎臟等相關病史，是不會傷肝洗腎的。

安眠藥物的代謝，跟大部分藥物一樣，是在肝臟進行氧化還原、解毒代謝等生理反應，腎臟主要負責將解毒代謝過後的藥物進行「排泄」出人體的過程（排尿）。因此是否會傷肝，取決於藥物種類、劑量和肝臟狀態。比方說很常見的止痛藥普拿疼一天吃一顆不傷肝，但是如果你一天吃了八顆以上，對肝臟就會帶來嚴重的負擔和傷害。

安眠鎮定藥物也是如此，服用安眠鎮定藥物的重點就在遵守醫囑，切勿自行加量。肝臟單位時間內的代謝能力有限，短時間服用過多的藥物，會讓肝臟細胞「過勞」、肝功能指數升高，造成不良反應。

洗腎最常見的原因還是糖尿病和高血壓等慢性疾病控制不佳，或是腎臟發炎感染等問題，長期大量的止痛藥也是危險因子。

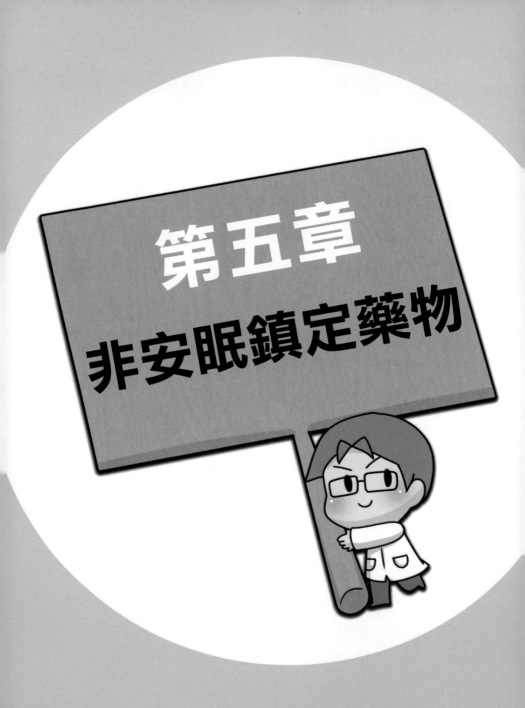

第五章
非安眠鎮定藥物

有鑑於安眠鎮定藥物如不當使用，仍有副作用及依賴成癮等風險，因此非安眠鎮定藥物是治療失眠的另一個重要方式。本章節我們會介紹不屬於管制藥品的助眠藥物，簡而言之，就是不具有成癮性但又能協助睡眠的藥物。這些藥物雖然相對安全，但也有各自要注意的地方，台灣健保也不一定有給付，其中不少藥物需自費。

非安眠鎮定藥物：

- 達衛眠

- 褪黑激素

- 輔助藥物

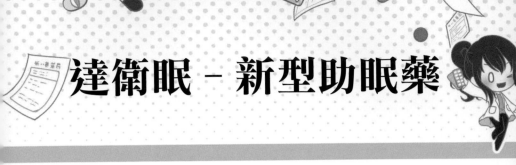

達衛眠－新型助眠藥

達衛眠®是一種新型助眠藥物，達衛眠®是中文商品名，其英文商品名是 DAYVIGO®，達衛眠的主成分是 lemborexant，是由日本衛采製藥股份有限公司（Eisai）所研發的新型助眠藥物，因為其具有高度安全性以及不具成癮風險，在研發問世後，近年來陸續獲得日本、美國和英國等各國家衛生主管機關核准上市，是目前失眠的第一線治療藥物之一。

作用機轉

達衛眠跟傳統安眠鎮定藥物作用機轉不同，達衛眠是食慾素受器（Orexin receptor）中 OX1R 和 OX2R 的競爭性拮抗劑（Dual orexin receptor antagonist），其中對 OX2R 具有較高的親和力。

食慾素（Orexin）為人體腦部下視丘所合成的神經胜肽，可分成 A 和 B 兩種。當食慾素 結合到受器 後，會進一

步促進其他神經傳導物質（ 如 histamine、acetylcholine、dopamine、serotonin 和 norepinephrine 等） 釋放，進而使人保持清醒、警覺。而達衛眠是食慾素受器拮抗劑，透過競爭性結合到受器上，進而阻斷食慾素與受器結合，抑制清醒。

　　簡單比較的話，傳統安眠鎮定藥物是作用在 GABA 受器上，進而讓大腦「想睡」，而達衛眠則是作用在食慾素受器上，讓大腦「不要醒」。而人的睡眠本身就是藉由「放鬆想睡」和「清醒警覺」兩個系統像是蹺蹺板彼此協調運作。達衛眠的研發提供了人們新一種治療機轉的助眠藥物。

　　我自己服用達衛眠的個人經驗是，一開始會慢慢感到眼皮越來越沉重、慢慢開始睜不開而入睡，跟服用傳統安眠藥會先感到頭暈的感覺較不同。而服用達衛眠助眠，隔天醒來也較無頭重重的副作用，反而有一種睡很熟、神清氣爽的感覺。

非管制藥品、不會成癮

　　達衛眠已通過世界各國核准上市並取得藥證。在台灣，2021 年也由台灣衛生福利部食藥署核准藥證。達衛眠與過去傳統的安眠鎮定藥物不同，濫用及成癮的風險都極低，因此在台灣不屬於管制藥品。

另外達衛眠也較不會出現呼吸抑制、肌肉無力或跌倒等副作用，相對安全。

國際研究推薦失眠第一線用藥之一

2022 年，英國牛津大學精神醫學教授——奇普里亞尼醫師（Andrea Cipriani）等人，回顧了 150 多項臨床試驗，針對全世界 30 種不同的安眠藥進行了全面分析研究，研究共納入了 154 項雙盲隨機對照試驗的數據，包含 4 萬 4000 多人，追蹤其短期和長期使用的有效性和副作用，並將研究結果發表在世界頂級醫學期刊《刺胳針（The Lancet）》期刊上。

研究結果指出，綜合考量長期使用的治療效果和風險副作用可能性後，達衛眠（Lemborexant）是推薦的失眠治療首選藥物之一。

THE LANCET

ARTICLES | VOLUME 400, ISSUE 10347, P170-184, JULY 16, 2022

Comparative effects of pharmacological interventions for the acute and long-term management of insomnia disorder in adults: a systematic review and network meta-analysis

Franco De Crescenzo, MD • Gian Loreto D'Alò, MD † • Edoardo G Ostinelli, MD † • Marco Ciabattini, MD • Valeria Di Franco, MD • Norio Watanabe, PhD • et al. Show all authors • Show footnotes

Open Access • Published: July 16, 2022 • DOI: https://doi.org/10.1016/S0140-6736(22)00878-9

使用方法

　　一般成年人使用達衛眠的建議劑量為臨睡前服用一顆 5 mg，如果過去都沒吃過助眠藥物，建議可以從 2.5mg 開始。建議預留七小時以上的睡眠時間，避免起床後藥效沒退還想睡。服用藥物時不得併用酒精。如果與食物共同服用可能造成入睡時間延遲，所以建議不要跟食物共同服用。

　　如果對 5mg 的劑量耐受良好，但需要更大的效果，劑量可以增加至每日一次 10mg。 達衛眠的最人每日建議劑量為 10 mg。

台灣健保不給付

　　目前在台灣達衛眠健保不給付，需要經過專業醫師評估核准後才能自費開立。

可能副作用

　　達衛眠相較 BZD 和 non-BZD 安眠鎮定藥物來說安全許多，少數可能的副作用與其作用效果一致，就是想睡。

　　有極少數案例曾表示可能會有多夢情況，但大部分人使用都沒此副作用。

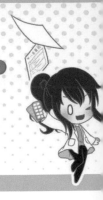

褪黑激素

褪黑激素簡介

褪黑激素（Melatonin）是腦部松果體（Pineal gland）中的視交叉上核（Suprachiasmatic nucleus）所分泌的激素。褪黑激素主要在夜晚分泌，而且對光線非常敏感。一般人褪黑激素的分泌在午夜後達到高峰，如果睡眠中被光線照射會迅速下降。但沒有光線後，又會慢慢增加回原來的分泌量。

褪黑激素為何叫做「褪黑」激素呢？原來是褪黑激素可使皮膚色素細胞內之黑色素顆粒聚合在細胞核附近，因而使表面皮膚顏色看起來較淡較白，「褪黑」之名由此而來。而良好的睡眠可以促使褪黑激素分泌更多，因此民間常說「睡眠能養顏美容」或「睡美容覺」的說法，有一定程度的科學理論基礎。不過事實上光是憑著服用褪黑激素，並不會有顯著的美白效果。

褪黑激素在人體血液中的半衰期甚短，約為半分鐘至 5 分鐘之間，主要在肝臟內代謝而其代謝物則由尿液排出。 褪黑激

素的產生及分泌受到許多因素影響，包括了：

- **光線**：光線經過視網膜神經細胞傳至下視丘，再傳至松果體，抑制褪黑激素的分泌。反之，在缺少光線的漆黑情況下，會促使腦部分泌褪黑激素。

- **年齡**：出生 3 個月後開始上升，約 1~3 歲時濃度最高，此後濃度隨著年齡上升而下降。這也可以間接說明年長者通常會比較難入睡的可能原因之一。

　　褪黑激素對於睡眠週期的影響和光線大致相反。目前認為褪黑激素對睡眠的影響，主要是讓腦內「清醒系統」的活躍度下降，當清醒系統功能下降到一定程度，人體自然會出現「想睡」的感覺。

褪黑激素的應用

- **睡眠**：褪黑激素有助眠的效果，故有人認為可以治療失眠。

- **生理作息**：坐飛機到有時差的區域，有時身體會出現不適的反應，如疲倦、失眠及日夜顛倒等，可以服用褪黑激素來減輕不適感。但其劑量及服用方法目前仍有爭議，而未

有定論。

- **情緒**：部分學者認為缺乏褪黑激素有可能會導致某些精神疾患或情緒疾患的機率上升。

- **性成熟**：褪黑激素會抑制性腺功能。三歲後褪黑激素的分泌會隨著年齡增加而減少，在青春期時性腺才能成熟。

- **老化**：部分研究認為褪黑激素可以抗氧化及清除自由基，進而達到抗老化的效果。但目前仍需更多的臨床證明。

- **免疫功能**：部分研究發現褪黑激素可以促使 T 淋巴細胞合成並釋出 IL-2 與 IL-4 等細胞激素，而間接使免疫力增強。

褪黑激素有分「保健食品級」與「醫療藥品級」

褪黑激素製品有保健食品級和醫療藥品級。在美國，一般民眾在藥局甚至 COSTCO 就可以買到保健食品級的褪黑激素，過去也有部分民眾會去美國買回來台灣自用。

但在台灣，保健食品級的褪黑激素一直沒有獲得衛生福利部核可販售。不過近年來已經有效果較好也經過政府核准的醫療藥品級褪黑激素上市了，分別是柔速瑞、亞眠靚長效錠和樂好眠等。其中柔速瑞和樂好眠成分一樣，不同廠商製作而已，所以會一起介紹。這三款醫療藥品級褪黑激素皆須由醫師評估後才能開立。

柔速瑞和樂好眠

柔速瑞®是中文商品名，英文商品名是 Rozerem®，由武田藥品工業（Takeda Pharmaceuticals）所製作。柔速瑞是第一個被美國食品藥物管理局（FDA）於 2005 年 07 月核准使用的褪黑激素受體促效劑，台灣衛生福利部也在 2012 年核准用於治療入睡困難型失眠。

樂好眠®是中文商品名，英文商品名是 Ramesoon®，由南光化學製藥股份有限公司製作，在柔速瑞推出幾年後問世，成分劑量皆相同。

這兩個醫療藥品級褪黑激素的成分皆是 ramelteon，ramelteon 是褪黑激素受器促進劑（Melatonin receptor agonist），會對褪黑激素受器 MT1 及 MT2 皆有高度親和性，使人體產生類似褪黑激素的作用，產生睡意、促進睡眠及調節生理時鐘。

柔速瑞和樂好眠的建議用法

建議劑量是於就寢前 30 分鐘內，服用 4 至 8 毫克。建議不要伴隨高脂肪餐點，或在食用高脂肪餐點後立即服用本品。柔速瑞的每天總劑量不應超過 8 毫克。

非管制藥品、不會成癮

　　柔速瑞和樂好眠都已通過台灣衛生福利部食品藥物管理署審查並取得藥證，是合法的治療失眠藥物，與傳統的安眠鎮定藥物不同，濫用及成癮的風險都很低，因此在台灣皆不屬於管制藥品。

柔速瑞和樂好眠的可能副作用

　　褪黑激素相對於傳統安眠鎮定藥物安全，沒有成癮性也不太會造成跌倒或呼吸抑制等風險，可能會出現的副作用包括頭暈、噁心、疲倦或想睡，曾有少數病例出現舌頭或咽喉附近的血管水腫，嚴重時可能會阻塞呼吸道。若出現血管水腫需立即停用，勿再服用此藥。

台灣健保不給付

　　目前在台灣褪黑激素健保皆不給付，需要經專業醫師評估核准後才能自費開立。

亞眠靚長效錠

亞眠靚長效錠®是中文商品名，英文商品名是 Somn Well XR®，含有褪黑激素（Melatonin）2mg，由法諾亞生技藥品股份有限公司 (Biofrontier) 所製作。

亞眠靚長效錠會穩定釋放褪黑激素，進而與褪黑激素受器結合，屬於褪黑激素受器促進劑（Melatonin receptor agonist）。褪黑激素對褪黑激素受器 MT1 和 MT2 結合，有助於調節人體生理時鐘和助眠。褪黑激素受器 MT1 被認為會抑制神經元放電，而褪黑激素受器 MT2 則被認為和睡眠的相位反應有關。

亞眠靚長效錠建議用法

亞眠靚長效錠建議使用劑量為每日 2 mg，睡前 1-2 小時服用，建議整顆吞服，不建議壓碎或剝半使用。

亞眠靚長效錠可能副作用

亞眠靚長效錠相對於傳統安眠鎮定藥物安全許多，可能會出現的副作用或不良反應包括頭暈、嗜睡、頭痛，背痛或關節痛。

非管制藥品、不會成癮

　　亞眠靚長效錠通過台灣衛生福利部食品藥物管理署審查並取得藥證，是合法的治療失眠藥物，與傳統的安眠鎮定藥物不同，濫用及成癮的風險都很低，因此在台灣不屬於管制藥品。

台灣健保不給付

　　目前在台灣褪黑激素健保皆不給付，需要經專業醫師評估核准後才能自費開立。

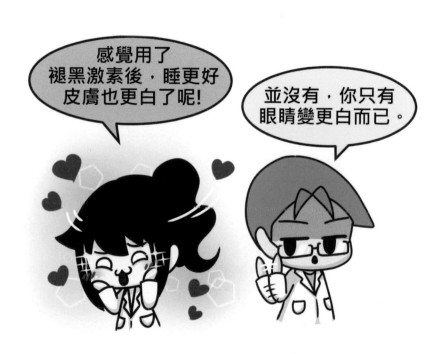

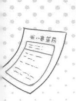
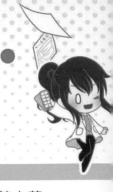

睡眠輔助藥物

本章節主要介紹一些臨床上雖然不屬於傳統安眠鎮定藥物，也不是嶄新機轉的助眠藥物。這些睡眠輔助藥物往往是原本就存在的藥物，但也附帶有安眠效果。當民眾除了失眠還有合併其他臨床症狀時，如選擇適當，這些藥物可以達到事半功倍的效果，比方說民眾剛好感冒流鼻水又失眠，那第一代抗組織胺藥物可以緩解流鼻水又有嗜睡效果，就可以用來治療這位感冒民眾，一藥兩用事半功倍。本章節主要讓大家知道，臨床上除了傳統安眠鎮定藥物外，還有其他藥物可以考慮使用。

作用機轉

這些睡眠輔助藥物作用機轉各有差異，以第一代抗組織胺藥物為例，由於它們擁有 H_1 受器拮抗劑的功能，所以有助眠的效果。

美舒鬱（Mesyrel / Trazodone）本來為情緒藥物，但它也對 H_1 受器有拮抗作用，所以也附帶助眠效果。

常用的睡眠輔助藥物

　　常見的睡眠輔助藥物包括部分第一代抗組織胺藥物、情緒藥物和抗多巴胺藥物等，但這類輔助藥物藥理機轉較為複雜，也有各自需要注意的可能副作用，建議由對藥物熟悉的專業醫師評估是否適合開立使用。

學名	英文商品名	中文商品名	藥物分類
Trazodone	Mesyrel / Trazo	美舒鬱 / 解憂	情緒藥物
Mirtazapine	Remeron	樂活優	情緒藥物
Quetiapine	Seroquel	思樂康	抗多巴胺藥物
Chlorpromazine	Winsumin	穩舒眠	抗多巴胺藥物
Diphenhydramine	Vena	柏那	抗組織胺藥物
Dexchlorpheniramine	Dex-CTM	特息敏	抗組織胺藥物
Hydroxyzine	Vistaril / Atarax	維泰寧 / 得廳安	抗組織胺藥物

　　【補充】：抗組織胺藥物常用來治療過敏反應。感冒如果有鼻塞的症狀，醫師也可能會開立抗組織胺藥物，這是為什麼民眾常認為「吃感冒藥會想睡覺」的原因，因為第一代抗組織胺藥物有安眠鎮定的效果。

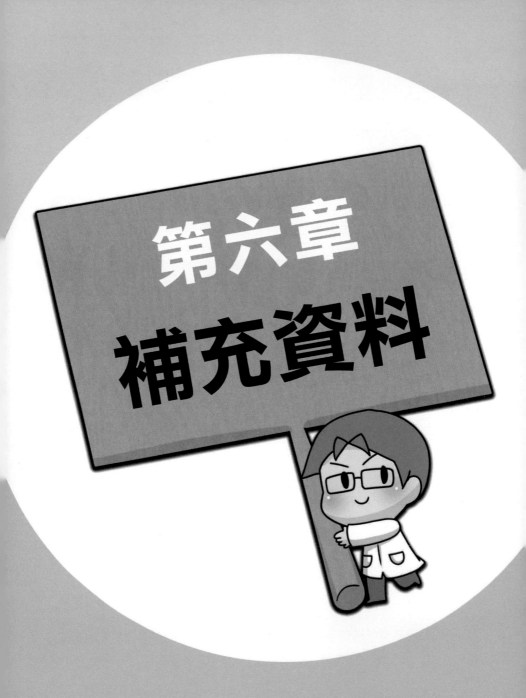

第六章

補充資料

這章節收錄一些失眠藥物選擇及評估的方法。另外也講解一些補充的醫學知識，方便大家理解和吸收。

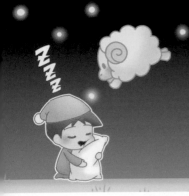
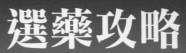
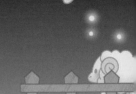

選藥攻略

了解失眠狀況

難入睡？

- 先詢問是否有干擾睡眠的因子。（如音樂沒關、燈沒關、鄰居噪音、家人走動、睡眠環境改變、睡前激烈運動、飲用咖啡或茶等。）有的話先行解除干擾因子並且給予衛教。

- 心情焦慮睡不著 → 考慮開立解焦慮藥物。

- 心情憂鬱睡不著 → 考慮開立帶有助眠效果的情緒藥物。

- 精神症狀影響睡不著 → 考慮開立帶有助眠效果的精神症狀藥物。

- 身體疾病不舒服 → 找出病因治療，安眠藥只能治標。

睡到一半容易醒？

- 先詢問是否有干擾睡眠的因子。有的話先行解除干擾因子。

- 避免開立短效或只有引導睡眠功效的藥物，如 zolpidem（ Stilnox/ 使蒂諾斯）。考慮開立藥效比較長久之藥物，如中長效的 BZD 藥物，但要小心預防半夜起來上廁所時可能跌倒。

很早起？

- 先詢問是否有干擾睡眠的因子。有的話先行解除干擾因子。

- 注意是否有憂鬱症狀，因為憂鬱症個案有可能會有早醒（Early wakening）的症狀。

睡覺時間長但還是很累？（睡眠品質不佳）

- 先詢問是否有干擾睡眠的因子。有的話先行解除干擾因子。

- 詢問是否有酗酒的習慣。（酒會破壞睡眠週期的結構，減少深睡期，進而影響睡眠品質。）

- 睡眠品質不佳的人，通常睡眠時間都比較長（為了補償睡眠品質不佳）。應養成固定時間起床的習慣，勿因為前一天睡眠品質不佳就賴床。

了解基本病史

肝腎功能

- 肝腎功能不好的民眾，藥物劑量應減量，或選擇較不經肝腎代謝的藥物，如 lorazepam（Ativan/ 安定文）。

年紀

- 老年人的藥物起始劑量應較低，藥物調整速度也該較慢。（Start low, go slow.）
- 兒童及嬰幼兒應盡量避免開立。

懷孕或哺乳

- 原則上懷孕或哺乳的婦女應盡量避免服用藥物。如醫師評估風險後須開立，應與民眾衛教藥物相關知識。藥物選擇部分，以懷孕藥物分級中 A 級或 B 級的藥物優先考慮。C 級的藥物須臨床評估，若有必要或是利大於弊時可酌量開立。D 級的藥物原則上盡量避免開立。X 級的藥物則是不該開立。

【補充】：目前安眠鎮定藥物沒有 A 級和 B 級的藥物，只有 C、D、X 三級。

藥物過敏史

- 若有安眠鎮定藥物過敏史，應避免開立。

有無系統疾病？

- 如果有肺炎或慢性阻塞性肺病，服用藥物須小心呼吸抑制的副作用。

- 失眠如果是系統疾病造成的，應先行治療其主要疾病。

有無藥物或酒精濫用史？

- 個案如果有藥物或酒精濫用史，開立安眠鎮定藥物時要特別防範濫用、成癮及依賴等狀況。也就是盡量避免開立易成癮的安眠鎮定藥物。

是否步態不穩或容易跌倒？

- 若過去跌倒過，開立安眠鎮定藥物要非常小心，通常跌倒都是發生在半夜起床如廁時。旁邊若有專人照顧為最佳。另外也可以考慮開立較無肌肉鬆弛效果的 non-BZD 藥物，或短效的 BZD 藥物。

之前吃過哪些助眠藥？是否有副作用？

- 過去服用過什麼助眠藥？效果如何？是否有副作用？
  這些對醫師在擬定治療計畫時，都是相當重要的資訊。

用安眠藥的正確觀念

- 需要時才用、盡量少用、能低劑量就低劑量。

- 避免與酒類、葡萄柚或柚子等併用。

- 了解藥物依賴的可能症狀與風險。

- 與醫師共同擬定未來藥物調整計畫。

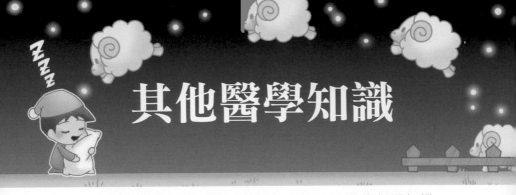

其他醫學知識

本章節主要收錄了睡眠、安眠鎮定藥物或醫學相關知識，幫助大家理解一些額外的醫學知識。

譫妄

譫妄（Delirium）是指因為某種原因影響（生病、藥物、物質或外傷），導致大腦功能混亂的病症。其主要症狀包括了意識狀況改變（有時清醒、有時昏睡）、注意力變差、失去定向感（分不清人事時地物）以及幻覺等。譫妄的病程通常快速發生且起伏不定，症狀時好時壞。

當譫妄產生時，必須盡快找到根本原因對症下藥，避免潛藏的身體疾病惡化，甚至危及生命安全。而在未治癒根本問題前，可以考慮使用部分藥物來改善譫妄伴隨的精神症狀，但此舉只能「治標」，而非「治本」。因此如果病患突然間意識狀況改變、胡言亂語、分不清晝夜，醫療人員及家屬要提高警覺，小心是否有譫妄的狀況發生。除了盡快找到原因外，建議照會精神科醫師來進一步協助評估。

矛盾反應

矛盾反應（Paradoxical reaction），是指是一種藥物產生與預期相反的效果。比方說原本安眠鎮定藥物應該有助眠、鎮定或放鬆的效果，但少數民眾服用後反而出現亢奮、失眠或去抑制化（Disinhibition）的相反效果，跟預期的藥物反應相反矛盾，因此被稱為「矛盾反應」。根據統計，發生的機率約5%。

同樣的現象出現在酒類，大家就很容易體會，酒精也是中樞神經抑制劑，但是剛開始喝酒卻可能出現亢奮反應，有些人就是藉此來「壯膽」。部分學者認為，這是因為**大腦皮質負責抑制功能的區域被抑制**的關係（類似負負得正的效果）。但當喝酒到一定量時，抑制大腦大部分神經的效果就會超過矛盾反應的效果，因此會有助眠的效果。不過在此也要提醒，喝酒雖能協助入睡，但整體反而會造成睡眠品質變差。

學者認為安眠鎮定藥物的矛盾反應原理跟飲酒可能類似，也就是低劑量的安眠鎮定藥物，抑制了大腦皮質中掌管抑制區域的功能，導致反而出現亢奮的效果。如果將藥物提高到適當劑量，應能達到原本預期的安眠鎮定效果。

另一種說法是，安眠鎮定藥物減輕了少部分民眾的焦慮及恐懼，降低了社會倫理道德規範的約束力，他們才做出了矛盾的反應或行為。

半衰期

　　半衰期（Half-life）是指某種藥物經人體代謝後，藥物在血中濃度降到原來一半所需的時間。以藥物動力學來看，人體內的代謝過程屬於一級藥物動力學，所以理論上藥物在人體內有固定的半衰期。

　　但實際上半衰期會受到許多因素的影響，不同藥物在同一個體上，它們的半衰期各自不相同；同一種藥物對不同個體來講，它們的半衰期也不同；甚至同一種藥物對於同一個體來說，半衰期也會隨身體狀況而發生改變。一般來說，影響半衰期的最主要因素是肝臟代謝藥物的狀況。

　　藥物半衰期在治療計畫上扮演著重要的角色，因為經由半衰期的推算，我們能預估藥物經過特定時間後，在體內所殘餘的濃度，進而影響藥物的開立方式和劑量。舉個例子：

舉例

A 藥物的半衰期是 5 分鐘,服用經一段時間達到穩定濃度後,藥物在體內殘餘的濃度與時間的關係可以表示如下:

時間(分鐘)	半衰期次數	剩餘濃度
0	0	100%
5	1	50%
10	2	25%
15	3	12.5%

因此經過 15 分鐘後,可以推測 A 藥剩餘原來濃度的 12.5%。如果將這代謝過程以曲線來表示,可以畫成下圖:

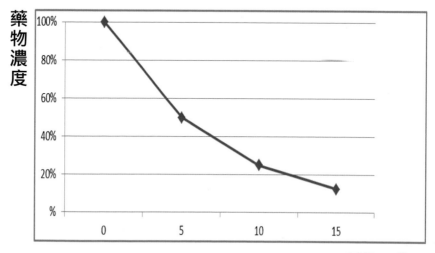

時間(分)

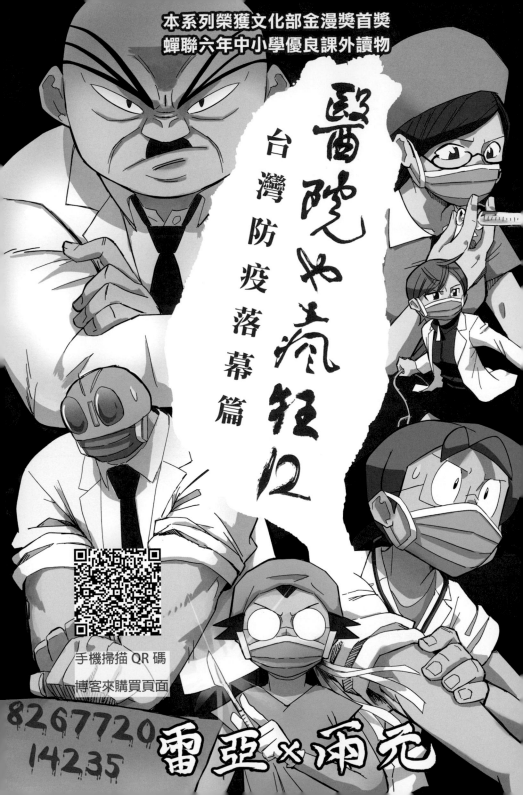

不要按紅色按鈕

醫師教你透視人性盲點

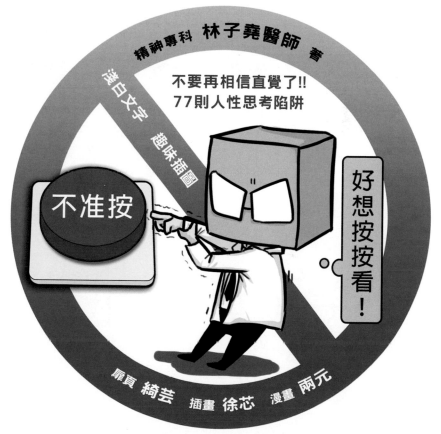

精神專科 林子堯醫師 著

不要再相信直覺了!!
77則人性思考陷阱

聯合文字 趣味插圖

不准按

好想按按看!

扉頁 綺芸　插畫 徐芯　漫畫 兩元

「為什麼有時候叫你不要做的事情反而越想做？」

「為什麼有時候我們苦思問題時，暫時休息一下反而會有靈感？」

林醫師講解 77 個有趣的心理學現象讓您對人性有更多瞭解。

手機掃描 QR 碼

博客來購買頁面

定價：350 元

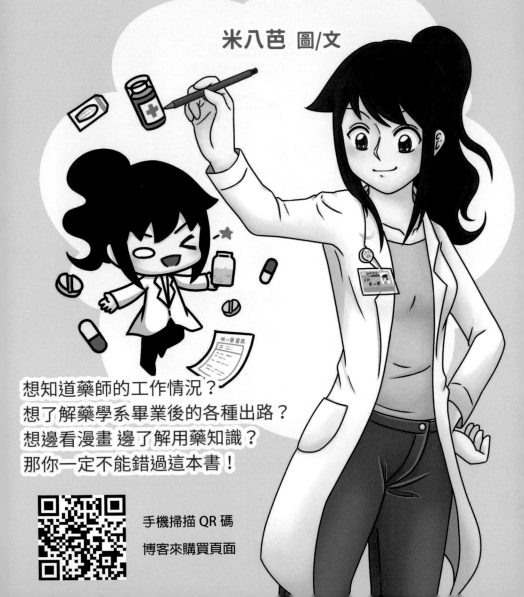

藥師忙蝦米？

白袍藥師米八芭的
漫畫工作日誌

米八芭 圖/文

想知道藥師的工作情況？
想了解藥學系畢業後的各種出路？
想邊看漫畫 邊了解用藥知識？
那你一定不能錯過這本書！

手機掃描 QR 碼

博客來購買頁面

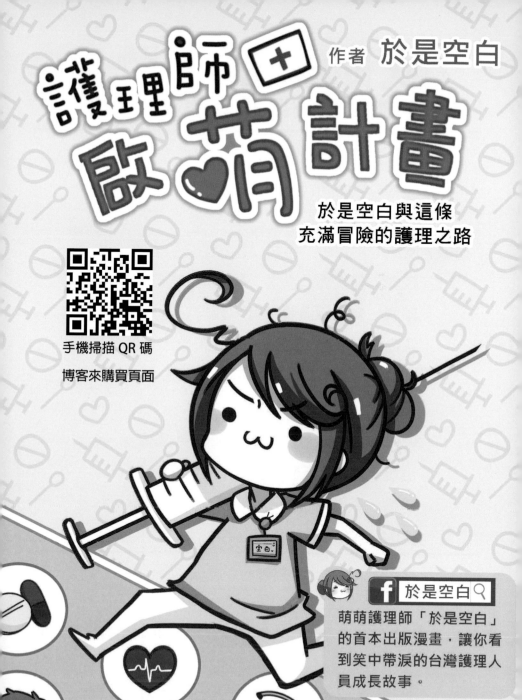

安眠藥要不要？
醫師講解睡眠及安眠鎮定藥物

作者：林子堯醫師

作者 E-Mail：laya.laya@msa.hinet.net

出版：黃淑容

插圖 / 漫畫：米八芭、兩元

校對：何錦雲、洪大、林組明、吳安璿

印刷：先施印通股份有限公司

協助：蔡明穎、莊富嶠、馮天妏心理師

經銷：白象文化事業有限公司經銷部

電話：04-22208589

地址：台中市東區和平街 228 巷 44 號

出版：2023 年 10 月 15 日

定價：新台幣 350 元

ISBN：978-626-01-1706-1

國家圖書館出版品預行編目（CIP）

安眠藥要不要？醫師講解睡眠及安眠鎮定藥物

林子堯作 -- [桃園市]：黃淑容出版；

臺中市：白象文化事業有限公司經銷部經銷，2023.10

ISBN 978-626-01-1706-1(平裝)